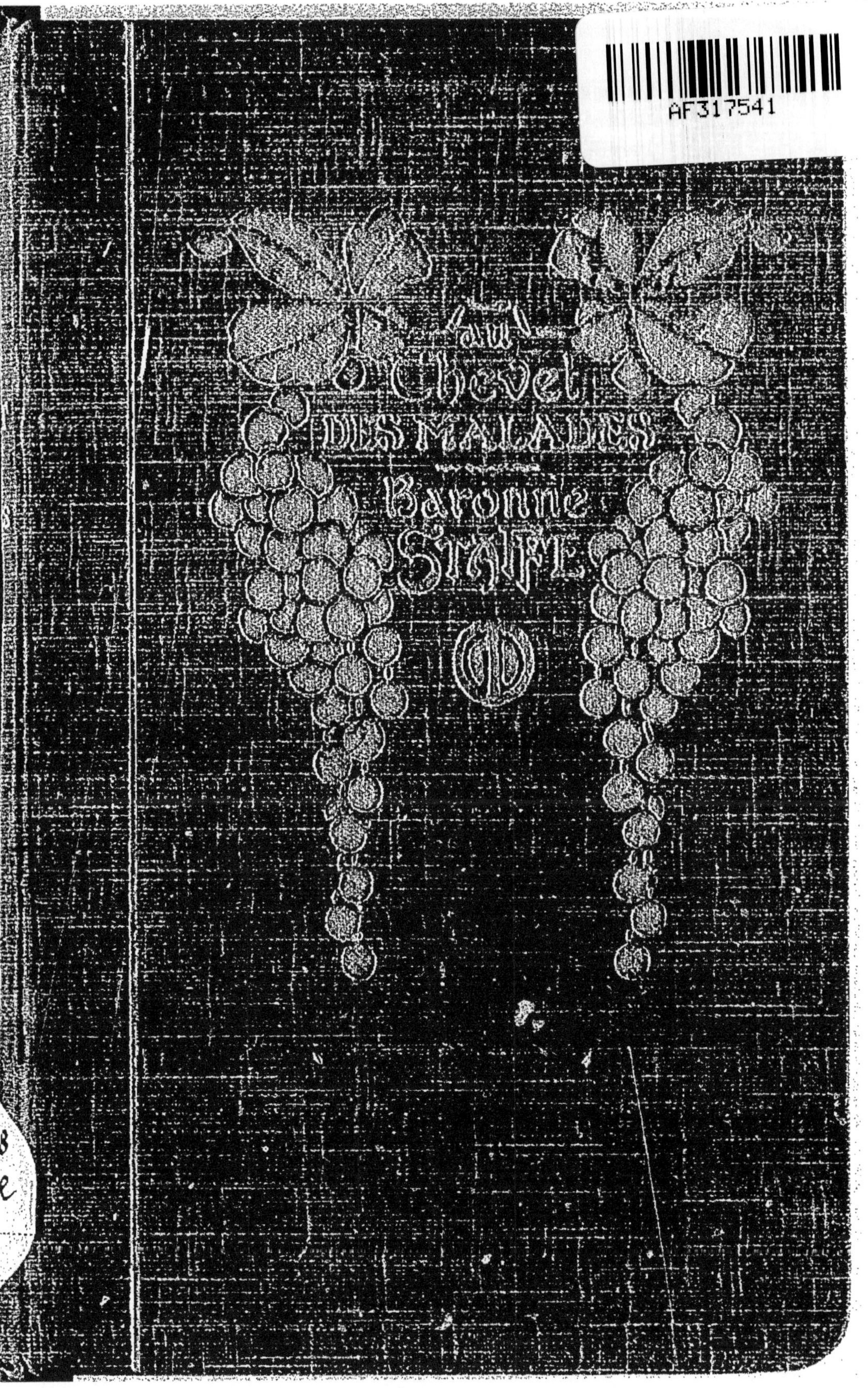
Paul
Chevet
DES MALADES
Baronne
Staffe

Au Chevet

des Malades

OUVRAGES

DU MÊME AUTEUR

Usages du Monde. — *Règles du savoir-vivre dans la Société moderne*
Un vol. in-18. 3 fr. 50

Le Cabinet de Toilette. Un vol. in-18. 3 fr. 50

La Maîtresse de Maison et l'Art de recevoir chez soi. Un vol. in-18. 3 fr. 50

Traditions culinaires et l'Art de manger toutes choses à table. Un vol. in-18. 3 fr. 50

La Correspondance dans toutes les circonstances de la vie. Un vol. in-18 3 fr. 50

Mes Secrets pour plaire et pour être aimée. Un vol. in-18. 3 fr. 50

La Femme dans la famille.
Un vol. in-18. 3 fr. 50

Comptabilité de la Maîtresse de Maison. *Publication annuelle.* Un vol. in-4° 3 fr. 50

Au Chevet des Malades

PAR

La Baronne STAFFE

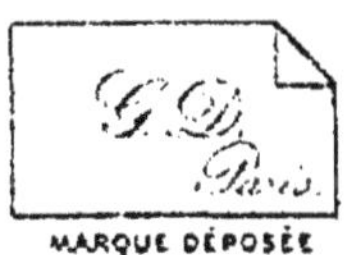

PARIS

BIBLIOTHÈQUE DES CONSEILS PRATIQUES

65, FAUBOURG POISSONNIÈRE, 65

1901

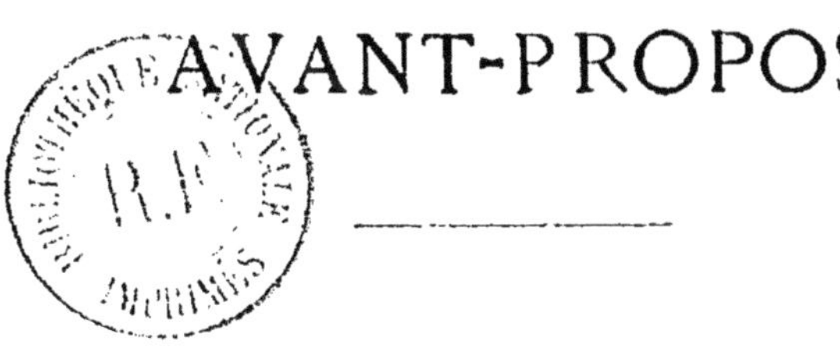AVANT-PROPOS

Quelle que soit sa situation sociale, il n'est pas une femme qui n'ait la triste occasion de s'installer au chevet d'un malade, et souvent, bien souvent, plusieurs fois dans sa vie.

Mais beaucoup, parmi les plus dévouées et en dépit de la meilleure volonté, sont incapables de donner ces soins qui aident le médecin dans son œuvre, qui hâtent, chez le malade, le retour à la santé, qui soulagent tant celui qui est en proie à la souffrance physique, — laquelle s'accompagne, presque toujours, de dépression morale.

Il faudrait que chacune de nous fût prête pour ces crises pénibles, cruelles de l'existence. Il faudrait que les dons d'énergie, de bonté, de générosité que nous pouvons posséder, fussent soutenus, fortifiés par quelques connaissances pratiques. Alors, nous serions tout-à-fait dans le rôle de la femme, « dans le rôle de l'être doux et tendre qui a été créé pour soigner le corps de l'homme et pour consoler son esprit.»

Et je souhaiterais que ce rôle la femme le remplit non-seulement dans sa famille, mais encore auprès de ses amis et des malheureux, toutes les fois qu'il lui serait permis de disposer de son temps dans cet esprit d'altruisme, toutes les fois que des devoirs plus immédiats ne lui défendraient pas de se dépenser aussi, pour ceux que le mal étreint, accable et qui sont privés de bien-être ou de tendresse.

Je ne sais rien de touchant comme une femme inclinée sur un lit de douleurs. Elle endort la souffrance par la musique de sa voix, qui parle d'espérance. Ses mains légères caressent, rafraîchissent, enveloppent d'un fluide bienfaisant celui qui s'agite dans la fièvre.

C'est là qu'elle est parée de tout son charme, qu'elle exerce toute sa puissance de douce fée. C'est là qu'elle se révèle vraiment femme, bon ange. Son visage attendri, son geste affectueux se gravent à jamais dans le cœur de l'être chez lequel elle veut rappeler la vie. Auprès de cette grâce morale, s'efface le souvenir de la beauté d'une femme égoïste et frivole, qui n'a jamais connu qu'un souci, briller et se faire admirer.

Rendons-nous utiles, c'est notre fonction sociale. Soyons bonnes et pitoyables, c'est notre rôle humain. Mais préparons-nous pour pouvoir rendre ces services qu'on attend de nous. Armons-nous pour ne pas être impuissantes quand nous devrons agir.

J'ai bien souvent remarqué qu'au moment où un accident arrive, où une indisposition subite se dessine, c'est le sang-froid qui fait le plus défaut à l'entourage quelconque du blessé ou du malade.

Et pourquoi manque-t-on ainsi de présence d'esprit ? C'est qu'on ignore ce qui est à faire pour porter secours.

Je comprends le premier moment d'émotion, mais il faut savoir se reprendre tout de suite, pour donner les soins nécessaires, en attendant l'arrivée du médecin, qui peut être retenu plus longtemps qu'il ne voudrait lui-même, qui n'est pas toujours libre d'accourir dès qu'on l'appelle.

C'est dans ce but que j'ai écrit ce petit livre, en m'entourant de conseils éclairés. Je crois qu'on pourrait l'étudier un peu dans les jours de calme, afin de n'être pas prise au dépourvu, quand surgit une circonstance difficile, imprévue. Je crois qu'il est bon que la femme soit prête pour tous les événements, soit à la hauteur de tous les événements.

On nous a dit : « En ces pages, il vous arrive de quitter le chevet des malades, puisque vous êtes présente aux accidents qui surviennent au dehors.» Mais avant de nous installer auprès du lit d'un malade, est-ce que nous n'avons pas, souvent, assisté à l'accident dont il a été victime ; est-ce que nous n'avons pas vu venir l'indisposition ou la maladie qui l'a livré à nos soins ? Avant de prendre le rôle de garde-malade, ne sommes-nous pas souvent celle qui apporte le secours immédiat, qui le réclame ou le dirige ?

Ne pouvons-nous, tout aussi bien qu'offrir une tasse de tisane à un malade, ranimer ou faire ranimer un noyé ; arrêter, sur l'heure, le sang qui s'écoule par une blessure ? Qu'un enfant tombe dans un bassin — accident si fréquent, — ne sera-t-il pas bien utile qu'une mère sache ce qui est à faire pour le ramener à la vie ou pour ordonner les soins ?

Elle perdra la tête, dira-t-on. Non. Par une grâce d'état très-providentielle, la mère trouve autour de son enfant, dans les cas exceptionnels, une énergie insoupçonnée, des inspirations, des intuitions merveilleuses. Mais au ', on peut facilement faire naître des scrupules, des craintes dans son esprit, l'influencer, lui faire accepter des conseils erronés. Il en est encore auxquelles on a inculqué de longue date des idées fausses et qui, méconnaissant la voix intérieure, n'osent se laisser guider par leur raison.

Elles doivent être prémunies. Il faut les aver-

tir de ne demander qu'aux connaissances certaines les moyens de sauver l'existence ou de diminuer les souffrances des êtres chers, pour lesquels
elles donneraient leur vie.

Je ne crois pas être entrée jamais dans des
considérations audacieuses ou inutiles. On verra
que je n'ai pas voulu que la femme dépasse le rôle,
important d'ailleurs qui lui est assigné, le rôle de
consolatrice, le rôle de celle qui soulage et sait
donner espoir et courage.

Ce n'est pas sortir de nos attributions que de
nous entraîner au sang froid, de vouloir être prê-
tes si nous sommes témoins d'un accident, d'un
mal subit. Une femme terrifiée ou qui ne sait à
quel remède elle doit recourir, ne peut être d'aucun secours.

Non, il faut que nous sachions employer notre
dévouement, pour faire tout le bien possible et,
ce, non-seulement, auprès du malade, quand le
traitement est institué, mais aussi *en attendant le
médecin*, lorsque nous sommes mises brusquement dans la situation de remédier rapidement
au mal qui s'est produit.

Villa Aimée 5 Avril 1901.

Baronne STAFFE.

Au Chevet

des Malades

LA CHAMBRE DE MALADE

La Situation de la Chambre

Pendant l'hiver, c'est une chambre s'ouvrant au midi qui devrait être affectée au malade.

Celui-ci pourrait, alors, jouir aussi longtemps que possible des rayons du soleil, rares et rapidement disparus pendant la rude saison.

Et, par contre en été, pour lui obtenir une fraîcheur relative, nous voudrions une chambre exposée au Nord.

Mais nous savons trop que, dans l'état présent de notre société, bien peu de gens encore peuvent observer les lois de l'hygiène et du confort. Plus d'une fois, nous avons constaté qu'il y a souvent impossibilité à faire tout ce qu'on désire pour ceux qui souffrent et qu'on aime. Et cela arrive surtout quand on habite une ville, où les appartements se composent de pièces exiguës et peu nombreuses, avec emploi désigné d'avance et destination parfois peu intelligente .

Dans ces cas trop fréquents, les avis du médecin, l'ingéniosité de la garde créeront pourtant autour du malade l'atmosphère désirable. Nous allons revenir sur ce sujet. Mais invitons tout de suite ceux qui pourraient ne pas y penser, à transformer un salon, une salle à manger en chambre de malade, si l'exposition de ces pièces est favorable, selon les saisons, tandis que la chambre dont on disposerait ne réunirait pas les conditions favorables. Ces arrangements... ces dérangements plutôt, on les effectue avec joie pourvu qu'ils procurent un peu de bien-être au pauvre malade. Une personne maniaque ou égoïste pourrait seule s'y refuser.

Il serait très désirable, en outre, que, de son lit, le malade puisse apercevoir la rue ou un jardin. On lui assurerait ainsi un très grand plaisir, que les gens bien portants ne comprennent peut-être pas très bien. Mais la contemplation d'un paysage qui s'étend sous la fenêtre, est une fête des yeux pour celui que la souffrance immobilise.

Un cours d'eau, la verdure, les grands arbres surtout où les oiseaux viennent chanter pour lui leurs chansons joyeuses, où ils lui annoncent, le matin, la venue du jour, quelle matière à pensées douces et agréables ! Les épaisses frondaisons traversées d'un souffle frais qu'il aspire avec délices, ravissent ses regards, qui se lèvent souvent aussi vers le ciel changeant... "ce spectacle plus beau que la mer."

Si ce n'est qu'une rue qui s'offre à la vue du malade, il sera pourtant distrait par les allées et venues des passants; son attention étant souvent sollicitée, les idées noires se dissiperont.

La journée lui paraitra moins longue, il se sentira moins isolé du monde.

Et puis, il verra parfois venir une personne connue et sympathique, et il sentira un mouvement de joie. C'est que tous ceux qui nous entourent aux heures de maladie nous intéressent bien davantage qu'aux jours de la santé où , notre champ d'observations étant plus vaste, notre esprit dédaigne les petites choses qui, aujourd'hui, amusent, retiennent notre regard, notre pensée: Les moineaux effrontés (d'autres diraient civilisés), qui se posent sur le rebord de la fenêtre, sont des visiteurs bien venus. Enfin, il en est à peu près d'un pauvre malade comme d'un prisonnier, qui s'attache aux insectes dont il reçoit la visite dans sa cellule.

Les médecins se sont formé un idéal pour la chambre de toute personne malade ou seulement souffrante : Ils la voudraient spacieuse, claire, gaie, bien aérée, fraiche ou chaude selon la saison.

Essayons de réaliser de notre mieux ce desideratum.

L'Air et la Lumière

Faisons pénétrer largement dans la chambre du malade l'air et la lumière, qui sont deux puissants remèdes. Ils apportent avec eux l'espérance et la vie.

Après une longue nuit d'insomnie où le malade a entendu sonner toutes les heures, où il a attendu le jour avec impatience, le premier rayon de soleil lui est comme une parole de consolation ; procurez-lui donc cette joie, qu'il puisse saluer le retour de la lumière dès les plus faibles lueurs de l'aube.

Le médecin vous dira aussi que "la lumière exerce une action modificatrice sur les micro-organismes dont elle atténue la virulence". Les maladies infectieuses sont par elle, heureusement influencées. Elle est un stimulant dans la convalescence; dans les anémies consécutives aux maladies de longue durée, elle hâte la guérison. Qui ne sait que des malades pâles, chétifs, débilités, vraies fleurs étiolées, — ont rétabli leur santé sous le soleil du Midi.

Ouvrez donc au soleil: laissez-le librement entrer dans la chambre du malade, elle va tout de suite en devenir plus saine, aux premières heures.

Mais à certaines autres où il est brûlant, il est tout autant nécessaire de modérer les ardeurs du grand astre. Les persiennes de bois s'opposent très bien à ses feux. Elles sont préférables aux persiennes de fer, trop bonnes conductrices de la chaleur. Le volet ordinaire est à repousser, il ferme trop hermétiquement. Même lorsqu'il est agencé, dans le haut à la façon des persiennes, ce n'est pas encore l'idéal.

Les persiennes ne le réalisent pas non plus, d'ailleurs, bien qu'elles laissent pénétrer l'air et la lumière bien qu'elles permettent d'en régler l'entrée.

Ce qui vaut mieux que tout, dans cette chambre où l'on souffre et où l'on s'attriste, c'est un store, mobile à volonté, établi dans le cadre de la fenêtre. Alors l'aération de la chambre reste permanente, même aux heures les plus chaudes du jour où le store est complètement baissé, et comme il est facile de le relever et de l'écarter peu à peu selon la marche du soleil, il n'est pas un obstacle à la gaieté et à l'animation du dehors.

L'aération est tellement indispensable aussi, qu'il serait bon de laisser entrer l'air de la nuit dans la chambre au moyen de ventouses ou d'impostes, (l'imposte est très usitée en Angleterre), par lesquelles il se renouvelle sans que le malade soit du tout incommodé. A défaut de ce mode de ventilation, on peut fort bien laisser ouverte la fenêtre d'une pièce voisine, à moins qu'une trop grande susceptibilité du malade ne s'y oppose.

Mais dans certaines affections déterminées, les médecins recommandent beaucoup l'aération continue, transformant ainsi en sanatorium la chambre du malade.

Quand l'habitude est prise, on ne peut plus arriver à dormir la fenêtre close.

Toutefois, il ne faudrait pas oublier que, pendant le sommeil, les fonctions étant moins actives l'organisme offre aussi moins de résistance. On veillera donc à ce que le malade ne se découvre pas, surtout vers le matin où le froid se fait sentir et impressionne parfois de façon désagréable. Les enfants et les vieillards, chez lesquels les congestions surviennent si rapidement, sont très sensibles aux variations brusques de température et doivent être à cet égard, entourés de soins très minutieux.

L'Ameublement

L'ameublement de la chambre de malade a

une importance véritable, il ne sera pas quelconque... s'il est possible.

Bien compris, il est un des principaux éléments du confort. Hélas ! on est souvent forcé de renoncer au bien-être pour soi... et ce qui est pire pour les êtres chers frappés par la maladie.

Il faut, au moins, essayer dans la mesure de ses moyens de réaliser des améliorations, celles qu'on obtient à force d'ingéniosité, en se donnant des peines, en s'inspirant du désir d'être utile et de soulager de son mieux celui qui souffre.

Nous dirons quel doit être l'arrangement de la chambre du malade, d'une façon absolue. Si nos conseils ne peuvent être suivis à la lettre par tout le monde, quelques-unes de nos indications serviront à tous, ce sera déjà un point obtenu... jusqu'au jour où personne ne sera plus exclu des bienfaits de la civilisation et du progrès.

Nous n'accordons dans cette chambre ni meubles superflus, ni bibelots nombreux, ni lourdes tentures. On circule avec peine ou, du moins, on est gêné dans ses mouvements, lorsqu'une pièce est encombrée ; on y est attardé à chacun des pas que l'on fait. Meubles et bibelots ont encore d'autres inconvénients dont nous parlerons.

Dirons-nous qu'on ferait bien de proscrire les tapis dans la chambre de malade ? Mais la plupart des gens se récrieraient, trouveraient la privation trop dure.

Quant aux tentures, elles seraient avantageusement supprimées. Elles s'imprègnent de miasmes, ce qui peut présenter un danger ultérieur, — surtout si l'on a affaire à une maladie infectieuse, à une fièvre de longue durée. Les étoffes retiennent aussi les odeurs pénétrantes de certains médicaments. Enfin la désinfection à laquelle elles sont obligatoirement soumises dans les villes ou prudemment chez les gens de bon sens, la désinfection leur fait subir quelque détérioration.

Mais il est des accomodements, même avec le bon sens et la prévoyance : Nous ne sacrifierons pas complètement l'élégance, la chambre en deviendrait moins jolie et moins agréable à habiter, le malade sentirait davantage cette sorte de déchéance que lui imprime la perte de la santé. Seulement, au lieu des épais rideaux de soie ou de laine, voire de cretonne dont on entoure les lits, dont on drape les fenêtres, nous ne permettrons que les charmantes mousselines Liberty, dont la transparence ne fait pas obstacle à l'air et qui, disposées en pentes étroites et gracieuses, laissent passage à la lumière.

Les nuances douces et fondues de ces mousselines conviennent à merveille avec le papier de

tenture clair que nous recommandons. L'appartement est, alors, aussi riant et coquet qu'on peut
le désirer. Ce sont de petites choses, pensera-t-on.
Oh ! que non ! Elles ont une très grande importance. Ces menus détails, qui flattent l'œil, font,
sur le moral, une heureuse, une salutaire impression. L'harmonie des tons et des couleurs influe
sur les idées. Les nuances ne sont indifférentes ni
à la vue ni à l'esprit. On a pu remarquer que le
rouge produit un effet stimulant, que le bleu
repose et porte à la rêverie... aussi est-il la couleur favorite des poètes ; le jaune provoque la
gaieté ; à vivre dans le blanc, « qui se magnifie
dans l'argent », on sentirait, dit-on, s'élever, s'é-
purer sa pensée.

Nous parlerons plus loin de la table indispensable. Mais nous demanderons tout de suite une
chaise longue, où le malade puisse s'étendre
quand il lui est permis de se lever pendant quelques instants, ou au moment où l'on fait son lit.

Un thermomètre est un objet dont on ne peut
se passer : il faut s'assurer, dans une chambre de
malade, que la température ne s'élève pas au-
dessus, ne s'abaisse pas au-dessous des degrés
prescrits.

Nous exigeons aussi une montre ou une pen-
dule marchant bien, et, ce, afin de pouvoir donner, aux heures indiquées et selon les intervalles

fixés, les médicaments et potions ordonnés par le médecin.

Nous n'oublierons pas un ozonateur, précieux dans cette chambre, d'où nous recommanderons aussi d'éloigner les ennuyeux et cruels moustiques plus redoutés encore des malades que des gens bien portants. On chasse les nuisibles bestioles en faisant dissoudre des sels aromatiques dans de l'eau bouillante ou, plus économiquement, en brûlant du sucre sur une pelle.

Nous voulons encore multiplier les plateaux pour déposer les tasses, les verres, les théières, les carafes, etc. ; pour grouper les fioles et les boîtes, selon leur usage interne ou externe, selon les heures auxquelles pilules, cachets, potions doivent être administrés.

Ces petits soins épargnent beaucoup de temps préviennent beaucoup d'ennuis. Ils évitent les traces poisseuses sur les meubles, les maculatures qui sont si laides à voir, et deviennent, souvent, indélébiles.

Nous réclamons encore quelques sièges aussi confortables que possible, et, à portée, un paravent dont on entourerait le lit du malade, si, pour renouveler l'air de la chambre, on était forcé d'ouvrir les fenêtres tout d'une pièce.

N'oublions rien, pas même le vase où baigneront les tiges de fleurs, *très-légèrement* odorantes, apportées par le dernier visiteur. Plaçons ce vase de telle sorte que les regards du malade puissent s'y reposer. Ce bouquet, c'est la forme tangible d'une sympathie, d'une affection attentive. Il éveille tout un ordre de pensées douces ; il amuse l'œil par la forme et la couleur diversifiées de chacune des fleurs qui le composent et qui ont été choisies par une personne chère, pour donner un moment de joie.

Le Lit

Le lit est le meuble le plus important de cette chambre.

Quel lit choisirons-nous ? Le lit de cuivre, de bois courbé, ou le lit en fer et cuivre, — voire plus modestement le lit de fer. Les premiers peuvent être très élégants, tous sont d'un entretien facile. Ils ont encore cette qualité, pesant peu, de se manœuvrer aisément ; ils s'aèrent complètement, leur commodité est indéniable. Nous placerons, dans les uns et les autres, le sommier Tucker, qui se désinfecte rapidement et sans peine.

Une couverture légère et moëlleuse convient seule aux malades. Les personnes qui se portent bien sont déjà mal à l'aise sous de lourdes cou-

vertures qui fatiguent et retiennent peu de chaleur. La courte-pointe piquée, en duvet et soie
molle, est la meilleure de toutes. A défaut de soie
on peut se contenter d'un mince tissu de laine ou
d'un satin de coton peu serré, pour enfermer le
duvet.

Il faut rabattre largement le drap sur la couverture, quelle qu'elle soit. On la met, ainsi à
l'abri des taches ; les inadvertances du malade et
de ceux qui le soignent auraient vite raison de la
fraicheur et de la netteté de la courte-pointe ou
autre couverture — si on ne prenait cette
précaution.

J'ai vu, en outre, beaucoup de gardes étendre
une serviette au-dessus du drap, quand le malade
devait avaler quelque chose. Ces soins étaient
pris à l'effet de ne pas souiller ce drap, — qu'on
ne peut pas toujours renouveler immédiatement
dans la crainte de fatiguer le malade. En ces
maisons, le linge était pourtant changé fréquemment. Mais ces taches, ne dût-on pas en supporter la vue longtemps, sont si désagréables à la
personne qui souffre, elles sont, parfois, accompagnées d'une si déplaisante odeur, qu'il faut s'effor-
cer de les éviter.

Le lit ne sera pas placé le long du mur. Disposé de la sorte, l'aération en serait plus difficile
et on aurait plus de peine pour donner au malade

les soins que peut réclamer son état. Le lit de milieu ou « debout » n'a pas ces inconvénients. On circule librement alentour. Le médecin, la garde, les personnes de l'entourage peuvent *aborder* le malade, le servir, l'aider sans lui occasionner de déplacements pénibles. Pour quelques personnes immobilisées par la douleur, le moindre mouvement est une souffrance. Les efforts pour se rapprocher au bord du lit peuvent être funestes, surtout si le traitement imposé les interdit.

Dans une fracture, ou si le malade crache le sang ou si un affaiblissement extrême l'anéantit, il faut éviter toute brusquerie dans un changement de position. Le lit de milieu permet aux gardes de se placer de chaque côté pour aider le malade à se soulever, en le tirant par les bras, moyen plus simple que tout autre, car on peut le graduer à volonté. Enfin quelle commodité ce lit n'offre-t-il pas pour les pansements et la toilette journalière ! Mais si l'on ne possédait qu'un lit ordinaire, il ne faudrait pourtant pas se désoler. Il n'y aurait qu'à le disposer « debout », et à garnir — si on en avait le temps, — le côté fruste d'une petite draperie.

Pour être pratique, le lit doit-être bas, c'est-à-dire d'un accès facile, comme on les fait généralement aujourd'hui où, sur ce point, la mode est

d'accord avec le bon sens et l'esthétique. Le malade peut-il se lever soit pour se délasser sur une
chaise longue amenée près de là, ou pour essayer
ses pas autour de la chambre, au moment de
reprendre le lit, il n'a qu'à se laisser aller. Tandis
que si, par ce qu'on croirait un excès de confort,
on haussait le niveau du lit par l'accumulation de
matelas, ou si, par sa forme même, il était très-éle-
vé, que d'efforts ennuyeux seraient imposés à la
personne souffrante, et parfois quelles difficultés
quasi-insurmontables. C'est au point que certains
malades affaiblis redoutent de se lever, pour
s'épargner de telles ascensions.

Il faut une table tout auprès du lit du malade.
On ne la recouvrira pas d'un tapis, à moins qu'il
ne soit lavable ; une serviette brodée, encadrée de
dentelle (ou tout unie) fréquemment renouvelée,
conviendrait mieux encore. On y dépose un tim-
bre d'appel à portée de la main du malade, —
quand il est possible de le laisser seul pendant
quelques instants, puis les différents objets dont
il pourrait avoir besoin. Les fioles, qui contiennent les remèdes prescrits, la tasse, le verre, etc.,
sont arrangés sur un petit plateau. Si le malade
vient à les renverser en voulant les prendre le
dommage n'est pas grand, il est sûrement répa-
rable.

Le Chauffage

Pendant la saison froide, par les temps humides du printemps et de l'automne c'est une pièce située au Midi que nous désirons pour le malade, nous l'avons dit. Elle est meilleure à habiter, plus facile à chauffer.

Un bon feu flambant y brûlerait, s'il était possible, procurant une douce température et un peu de gaieté, constituant, en outre un excellent mode de ventilation. Il se produit, en effet, un courant d'air qui, après avoir été chauffé, gagne la partie supérieure de la pièce et s'échappe par la cheminée.

Le feu de bois reste incontestablement le plus sain, le plus agréable moyen que possède l'homme de s'opposer au froid. Par les temps durs, quand, au dehors, la bise soufflette le passant attardé qui se presse, quand la neige recouvre la terre d'un grand manteau blanc, qui n'a éprouvé une volupté profonde à être assis auprès du foyer, regardant briller la flamme, s'amusant à réunir les tisons et à faire jaillir des bûches capricieuses des milliers d'étincelles. Le pauvre malade lui-même éprouve cette jouissance de se sentir à l'abri; du moins il sent diminuer la tristesse qu'il éprouvait d'être confiné au logis.

Mais hélas! les exigences de la vie moderne font disparaitre davantage chaque jour, le mode de chauffage primitif, et l'industrie invente toujours de nouveaux appareils pour le remplacer.

Est-il utile de rappeler que les systèmes à combustion lente ne doivent être conservés dans une chambre et, à plus forte raison, dans une chambre de malade, qu'en usant d'une extrême circonspection. Ils ont ce mérite de ne pas compromettre la propreté d'une pièce, d'être d'un emploi facile, économique, mais de quel danger ils menacent si le tirage est mal réglé, si un tuyau est mal ajusté.

L'oxyde de carbone, qui se dégage alors, se répand peu à peu. Si le local est vaste les personnes présentes se sentiront accablées par une fatigue générale; une migraine difficile à dissiper résultera de cet état provoqué par un air vicié. Mais s'il s'agit d'une chambre bien close, de pires accidents seront dûs à la défectuosité de l'appareil, c'est l'asphyxie dont, au cours d'une année, on signale tant d'exemples. Le traitement à lui opposer ne saurait consister qu'en inspiration d'air pur ou d'air mélangé d'oxygène, mais on pourrait compter sur une aggravation de l'état du malade, s'il venait à subir le moindre accident de ce genre.

Le poéle de faïence, à combustion vive, offre plus de sécurité, et donne une douce, une excellente chaleur. C'est ce qui explique son usage si

répandu dans les contrées de l'Est, où les rigueurs
de la saison d'hiver, ont fait établir un chauffage
sérieux et persistant. La longueur des tuyaux
qui s'adaptent au poële de faïence où leurs coudes
multiples dégagent, autour d'eux, beaucoup de
chaleur, une chaleur enveloppante, qui est délicieuse.

Toutefois, dans les constructions modernes,
c'est le calorifère à air chaud qui est généralement adopté. Bien établi, il a l'avantage
de donner une chaleur constante aux appartements, en même temps que de l'aération. Mais
il a parfois un inconvénient auquel il est, d'ailleurs, facile de remédier.

Assez souvent, à cause des tapis, les bouches
sont placées au niveau des plinthes, et l'air, vio-
lemment projeté, soulève les poussières qui se
trouvent sur le sol. Quelque soin que l'on prenne,
il s'y en accummule toujours plus ou moins. Le
malade les aspire ; ce serait là une source de
complications pour une poitrine délicate qui
viendrait d'être éprouvée par une bronchite.

Cet envolement de la poussière ne serait pas
moins dangereux si l'on avait une fièvre grave à
combattre. Il pourrait encore provoquer de l'inflammation, de l'infection pour mieux dire, si l'on
avait affaire à une blessure ou à une cicatrice dûe
à une opération de date récente, ces corpuscules

pouvant se déposer sur les plaies ou sur les objets destinés au pansement.

Quand on voit les précautions minutieuses qu'apporte le chirurgien auprès de ses malades, l'attention exigée par le médecin à l'égard des convalescents qui ont subi les atteintes d'une affection de nature à affecter les bronches, on comprend que ces longues considérations ne sont pas inutiles. Aussi devra-t-on placer au-devant des bouches de chaleur (de celles bien entendu qui sont ouvertes dans la plinthe), une sorte de petit paravent ou d'écran. Il ne fera nul obstacle à l'air chaud, qui se répandra aussi bien dans la pièce, mais qui ne balaiera plus, en quelque sorte, le parquet, mettant en mouvement tous les flocons et les poussières ténues, qui s'y sont déposées à un moment de la journée, en dépit de tous les soins qu'on a pris.

L'écran a encore un autre avantage. Si le lit est situé dans le courant d'air chaud, le malade en voit s'augmenter son malaise ; le paravent qui empêche que la chaleur n'arrive sur lui directement, lui épargne cette incommodité.

Soins à prendre de la Chambre

Il est nécessaire de « faire » la chambre du malade chaque matin, pour obéir aux lois de l'hygiène et de la propreté, pour la rendre plus agréable à habiter.

Mais comment procède-t-on le plus souvent ? La poussière s'est déposée la veille sur tous les objets qui composent l'ameublement; pour la faire disparaître, voici le plumeau qui s'agite, la lançant n'importe où, sur les rideaux, sur le lit, par exemple... et, alors, le malade aspire, à pleins poumons, ce qu'il devrait tant craindre de laisser pénétrer dans ses bronches.

On a l'habitude déplorable de *déplacer* seulement la poussière, de la chasser un peu plus loin et voilà tout. Il vaut mieux ne pas se servir de plumeau mais essuyer *doucement* chaque meuble, chaque chose et secouer ensuite, au dehors, le linge de coton ou la peau de chamois servant à cet usage. Quant aux rainures, sculptures, ciselures, etc., on ne peut en extraire la poussière qu'en les brossant — après les avoir essuyées — au moyen d'un pinceau légèrement imprégné d'eau ou d'alcool selon les objets. Cette manière de faire exige plus de temps, mais elle écarte tout danger. Puis pour ne pas employer trop d'instants à ces minutieux nettoyages, il n'y a qu'à écarter de la chambre les meubles inutiles et sans beautés les bibelots sans valeur artistique, sans originalité, dont la vue ne peut procurer aucun plaisir au malade.

Quant au tapis, si tapis il y a — et nous souhaiterions plutôt son absence — il est d'autres moyens pour le débarrasser de la poussière et des détritus qui peuvent s'y attacher. S'agit-il d'une carpette, on la roule avec mille précautions afin que la poussière qu'elle contient ne se répande pas dans la chambre, et on la sort pour la battre, l'aérer au dehors.

Le tapis est-il cloué ? Si la chose est faisable, on transporte le malade dans une pièce voisine, et on couvre le tapis de feuilles sèches légèrement humectées d'une solution antiseptique inodore, puis on balaie ces feuilles. Elles emportent avec elles la poussière que leur légère humidité suffit à retenir à leur surface. Si le malade n'était pas transportable, on procéderait encore ainsi, il n'y a pas de moyen préférable, et la poussière maintenue dans les feuilles balayées ne peut l'incommoder, ni lui être nuisible.

Mais n'a-t-on affaire qu'à un parquet, les choses sont bien simplifiées. On l'essuie sur toute son étendue, dans tous les coins, de la même façon que la surface d'un meuble. L'encaustique de cire d'abeilles et d'essence de térébenthine, dont il a été enduit, (après un lavage sérieux des planches,) constitue un nettoyage excellent, il procure au bois l'élégance du poli et peut durer quelques mois ; il a, pardessus tout, le mérite d'être très —

salubre. Bien entendu, ce n'est pas pendant la maladie qu'on peut encaustiquer le parquet, l'odeur de l'essence de térébenthine serait peut-être mal supportée par la personne souffrante. Mais une chambre préparée de la sorte serait, de toutes, la plus saine. L'entretien du parquet, est dans ces conditions, des plus faciles. Il n'y a qu'à le frotter un peu chaque jour à l'aide d'un chiffon de laine souvent changé ou lavé.

Nous insistons beaucoup sur la propreté qui doit régner dans la chambre du malade. Essentielle partout, elle est absolument indispensable ici. Je parle au point de vue médical et hygiénique. J'ajouterai que si l'appartement est bien tenu, le malade qui y est confiné trouve son emprisonnement moins pénible. Une pièce dont on prend de grands soins, en devient plus jolie... moins pauvre (quand c'est le cas,) les meubles peuvent en être vieux ou médiocres, s'ils sont bien propres et luisants, on ne s'apercevra pas de leur vétusté et ils acquerront une sorte de valeur, qui manque au plus superbe cabinet d'ébène de l'école florentine, s'il est encrassé et terni.

Et le malade se trouve plus à l'aise dans une chambre nette et bien rangée, où toute chose est gracieusement disposée, — ce qui est une élégance à la portée de tout le monde..... si on élimine les objets salis, laids, encombrants.

Nous recommandons également un grand soin en ce qui concerne la vaisselle du malade. La tasse, le verre dans lesquels il boit, doivent être fréquemment lavés : chaque fois qu'ils sont vides. Il va sans dire qu'on en fait autant pour les cuillers, pour tous les ustensiles qui lui servent pour absorber des médicaments ou des aliments.

LE MÉDECIN

La visite du médecin

Avant l'arrivée du médecin que vous avez appelé, disposez tout ce qui peut être nécessaire pendant sa visite : Une serviette à appliquer sur le malade, dans le cas où il y aurait à l'ausculter ; une cuvette, de l'eau, du vinaigre de toilette ou de l'eau de Cologne, une serviette, pour que le praticien puisse se laver les mains, après avoir palpé son malade.

Sur une table, en bonne place, on apprête encore une plume, de l'encre, du papier, afin de ne pas faire attendre le médecin au moment où il voudra rédiger son ordonnance.

Si il s'agit d'un cas de chirurgie, où le praticien doive se servir d'instruments, on tiendra prête de l'eau bouillante, afin qu'il puisse y faire bouillir ses instruments et préparer des solutions antiseptiques. A défaut une lampe à alcool suffira pour stériliser, c'est-à-dire *flamber* les objets en acier.

Il faut insister d'une façon toute particulière sur cette précaution d'avoir de l'eau bouillante à sa disposition, quand on prévoit une intervention chirurgicale quelconque. Elle est fort importante. Le chirurgien arrive, doit-il pratiquer une incision, faire une opération d'urgence, ou seulement quelques points de suture, s'il lui faut attendre l'eau bouillante pour stériliser ses pinces, ses fils, ses bistouris, pour préparer ses solutions, au moyen de cette eau et de sels antiseptiques, s'il lui faut attendre, il perdra un temps très précieux pour lui, pour d'autres, pour le malade. Cette négligence prendrait à son égard forme d'impolitesse, à l'égard du malade, celle d'insouciance.

Ceux qui entourent les personnes souffrantes doivent en toutes occasions faire preuve d'empressement envers celui qui vient guérir ou soulager.

Lorsque le docteur arrive, il est bon, si l'examen qu'il va faire doit demander un certain temps, de lui offrir de le débarrasser de son pardessus. C'est à l'effet d'accorder toute liberté à ses mouvements.

A-t-on quelques renseignements confidentiels à lui fournir sur le malade, avant qu'il le voie, il ne faut pas les lui donner à la porte de la chambre du malade. Celui-ci entendrait ces chuchotements il comprendrait qu'il est l'objet de cet aparté, qui durerait quelque temps, il serait désagréablement impressionné par ce mystère.

Il nous semble presque superflu de dire que le médecin doit être accueilli avec une grande courtoisie et beaucoup de cordialité. Ne devons-nous pas le considérer comme un ami, puisqu'il franchit notre seuil avec la volonté de lutter contre le mal qui terrasse nous ou les nôtres: les êtres qui nous sont chers, ou dont nous avons charge ? N'est-ce-pas un sauveur que nous attendons ? au moins un homme qui va mettre à notre service sa science, son temps, toutes les ressources de son intelligence; plus souvent qu'on ne pense toutes les ressources de son cœur aussi. Il vient avec la résolution de nous délivrer de la souffrance, de nous arracher à la mort, et il est vraiment inconcevable que quelques personnes puissent recevoir le médecin, avec froideur ou en affectant un ton rogue. Ce manque d'égards n'est pas seulement une infraction aux règles les plus élémentaires du savoir-vivre, il dénote encore une irrémédiable sécheresse de cœur et une singulière pauvreté d'esprit.

Il est heureux que le médecin, assez philosophe, en général, n'ait pas du tout cure de ces façons d'être envers lui, et n'en accomplisse pas

moins tout son devoir envers des gens incapables
d'éprouver gratitude ou sympathie.

Pendant la visite

Admettez peu de monde dans la pièce, pendant l'examen que le médecin fait du malade. Il
suffit que la garde, une ou deux personnes (des
parents le plus souvent), qui ont eu l'occasion
de donner leurs soins avant l'arrivée du médecin,
se tiennent à la disposition de ce dernier, pour
lui fournir les renseignements qu'il peut juger
nécessaires. Il y aurait gêne pour le praticien à
être entouré d'un grand nombre de gens.

Pendant que le médecin ausculte, palpe, inter-
roge, on doit éviter le bruit. Il ne faut pas marcher
de long en large dans la chambre — ce qu'on
voit faire à quelques personnes; ni aller et venir,
à moins de nécessité absolue; ni chuchoter
surtout. Cela est désagréable au médecin et peut
le distraire de façon désavantageuse.

On lui laissera aussi poser méthodiquement ses
questions au malade ou à l'entourage sur les
maladies antérieures de celui qu'il examine, sur
les circonstances dans lesquelles l'accident a pu se
produire, sans le troubler par des interruptions
inutiles, en entrant dans des considérations tout-

à-fait inopportunes. Si on juge avoir à lui donner des explications complémentaires, on attend qu'il ait fini de se former une opinion.

Lorsqu'il demande quelques détails à l'entourage, il est bon de les lui donner avec clarté et précision, ce qui est toujours facile, quand on veut bien ne pas se perdre dans ses appréciations personnelles. Le médecin ne réclame pas le sentiment de la famille sur la nature de la maladie, mais seulement quelques données sérieuses sur les antécédents de son malade, sur son tempéramment, ses habitudes. Ces données, il les désire complètes et compréhensibles.

Par une exagération d'amour-propre, on cache souvent au praticien des choses qu'il serait très utile de lui faire connaître, qui lui permettraient d'instituer un traitement efficace. Ce sont des infirmités ou un état moral qu'on dissimule, des contrariétés vives qui ont amené la dépression chez le malade.

Quelle faute! quelle faute grave! Le médecin pour bien baser son diagnostic, pour ordonner une médication complète, a besoin d'être mis au courant de certaines particularités, qui lui sont autant de révélations sur la nature du mal. À côté du physique le moral ne doit pas être tenu pour quantité négligeable, bien au contraire, il serait bon que chacun le comprît. Le docteur saurait mieux réconforter le malade dont il connaîtrait les peines et, ainsi, serait pleinement justifié l'adage: "Le médecin guérit, soulage souvent, console toujours."

Il va sans dire que si le malade voyait un inconvénient quelconque à faire lui-même ces aveux, s'il éprouvait même le plus léger ennui à ce qu'on s'en chargeât pour lui en sa présence, il y aurait lieu, pour les gens de la famille, d'instruire le médecin de ce qui existe avant de l'introduire auprès du malade.

De cette façon on éviterait aussi les indiscrétions des personnes étrangères, qui pourraient entendre ces confidences destinées à un seul... à celui qui respecte aussi loyalement les secrets des familles que le confesseur respecte religieusement les secrets de ses pénitents.

Après l'examen du malade

Avant que le médecin rédige son ordonnance, on lui offrira de se laver les mains. Si il s'agissait d'une maladie contagieuse, on lui aurait préparé une solution antiseptique pour ajouter à son eau; si on n'en avait pas à sa disposition, il faudrait la remplacer par une eau ou un vinaigre de toilette:

de l'eau de Cologne, — qui, à la rigueur, en tiendrait lieu.

Il était indispensable tout à l'heure de garder le silence pendant que le médecin auscultait le malade. Il n'est pas moins nécessaire de se taire autour de lui, lorsqu'il écrit le traitement à faire suivre. C'est bien peu intelligent de l'interrompre dans ce travail, de le troubler d'une façon quelconque. On risque de lui faire omettre tel ou tel médicament qu'il se proposait d'ordonner, de lui faire formuler des doses autres que celles qu'il avait l'intention de prescrire. Presque toujours les omissions en cette matière n'ont pas d'autre origine. Comprendra-t-on, alors, l'importance de notre recommandation ?

Mais quand le docteur a terminé, quand lecture est faite de l'ordonnance, il est permis de demander tous les renseignements qu'on juge à propos de solliciter un peu plus explicites. Il ne déplaît pas au praticien, au contraire, qu'on insiste sur des détails qui auraient échappé ou qu'on aurait mal compris. Dans tous les cas, il ne faut jamais rester dans l'incertitude : on risquerait d'administrer les médicaments à contre-temps, au grand préjudice du malade. Pour n'avoir pas demandé au médecin des indications suffisantes, on pourrait compromettre l'œuvre de guérison qu'il avait entreprise.

On peut prendre aussi toutes les instructions du

docteur sur la façon de renouveler un pansement,
— quand il y a lieu de panser, et on fait bien
encore de lui demander son avis, si on le juge
nécessaire, en ce qui concerne le régime alimentaire du malade. Le médecin n'est jamais ennuyé
qu'on recoure à ses lumières même pour les
détails les plus minutieux.

Il serait très-maladroit de solliciter auprès du
malade et même à mots couverts, des informations
relatives au pronostic, c'est-à-dire à la durée de la
maladie, à sa gravité. Le médecin saurait se tirer
d'affaires en répondant par quelques phrases
évasives. Mais le malade entendrait et il faut
penser que, dans l'état où il est, sa pénétration a
acquis une acuité extraordinaire pour les choses
qui le regarde. Son anxiété est, du reste, en éveil,
il aurait vite fait de comprendre la situation, de
l'exagérer, malgré toutes les précautions du
docteur.

Il y aura donc lieu d'user de prudence. Ce n'est
que loin de la chambre du malade et en toute
sécurité, qu'il sera permis de demander au médecin la vérité.

Les proches seuls sont autorisés à poser ces
questions précises. Un ami, un parent éloigné
doivent se renfermer dans les limites d'une véritable discrétion.

Quant aux personnes tout-à-fait étrangères,

qui ne sont pas appelées à donner leurs soins,
elles se retireront pour ne pas gêner cet entretien.
Si elles agissaient différemment, ont les accuserait
d'être mûes par une vulgaire curiosité. A plus
forte raison encore doivent-elles se garder d'aborder séparément le docteur pour avoir son opinion,
ce qui ne laisserait pas d'être, pour ce dernier,
très ennuyeux, très désagréable même.

Au moment où le médecin quitte la maison, il
convient de s'informer du jour et de l'heure ap-
proximatifs auxquels il reviendra. Et, ce, afin de
tout apprêter pour sa nouvelle visite.

A moins qu'il ne le propose, ou que ce ne soit
vraiment nécessaire, il est aimable et poli de ne
pas lui indiquer une heure déterminée. Il faut lui
laisser une certaine latitude. Un médecin ne
s'appartient pas et en lui fixant une heure, on
risquerait fort d'entraver ses allées et venues obli-
gatoires, de déranger ses consultations, etc.

On doit conserver les ordonnances pour les
représenter au médecin, si besoin est, dans les
visites qui suivent. Il peut avoir à se rappeler ce
qu'il a prescrit auparavant.

Ce qu'on doit au médecin

Ne croyez pas être quitte envers le médecin en

lui payant ses honoraires. Vous lui devez des marques d'estime et de reconnaissance.

Que d'heures il vous a sacrifiées qu'il aurait consacrées au repos ou à prendre un plaisir... comme tout le monde ! Il vient de s'endormir, fatigué d'une journée bien remplie au service de ses semblables, la sonnette de nuit retentit, il lui faut se relever, sans avoir réparé ses forces par le sommeil, pour courir auprès de ceux qui souffrent.

Tout le jour il a côtoyé les douleurs et les misères humaines, il voudrait s'égayer un peu le soir, en famille, auprès de sa femme et de ses enfants, ou au milieu d'amis, on l'arrache à ces douces joies, dont tout homme a besoin au sortir du travail, — et lui plus que tout autre, pour oublier les tristes spectacles qu'il a eus sous les yeux.

Au moins témoignez-lui votre gratitude. N'oubliez ni les égards ni la politesse auxquels, plus que personne il a droit.

Lorsqu'il quitte le malade, le maître du logis, le fils de la maison ou tout homme qui en tient lieu, doit l'accompagner jusqu'à la porte de la demeure. Si on ne peut remplir ce devoir en personne, on le fait au moins reconduire.

Lorsqu'on habite la campagne et qu'on désire qu'il revienne à des heures peu commodes pour lui, il est très aimable, si on possède une voiture, de lui proposer de le faire prendre, puis ramener chez lui.

Par les temps chauds, il est tout naturel de lui offrir une boisson rafraîchissante, après une longue route sous le soleil ; en hiver, une tasse de thé pour le réchauffer. Il est des cas où il doit passer de longues heures dans la maison, on le priera d'accepter le déjeûner ou le diner de famille, et on le traitera comme un hôte aimé et distingué.

Il faut apporter la plus grande délicatesse dans les rapports avec le médecin. On ne prendra pas, à son insu du moins, un autre avis que le sien. Au cours d'une maladie aiguë, souhaite-t-on une consultation avec l'un de ses confrères, on lui fait part de son désir. Il ne s'en trouvera nullement froissé. Ce qui peut l'offenser et, encore plus le peiner, c'est le manque de confiance. Il arrive, en effet, que certaines personnes vont, en grand mystère, contrôler ses dires auprès d'un autre praticien. Le procédé est très blessant, tandis que le médecin soignant acceptera très bien, si il est averti, le concours d'un second docteur.

Dans ce cas de consultation qui nous occupe, il faut disposer d'une pièce pour que les deux médecins puissent s'y retirer et se communiquer librement leurs impressions seul à seul.

Il peut arriver que, pour une raison quelconque, on veuille changer son médecin. Mais pour rester correct, quand le fait se produit, on doit demander au docteur qu'on quitte la note de ses honoraires.

Le médecin doit être tenu au courant, par des lettres de faire-part au moins, de tous les évènements qui surviennent dans les familles dont il ne soignerait qu'un des membres.

En général, on ne se borne pas à la *forme* avec le médecin. Il est beaucoup plus qu'une connaissance banale, qu'une relation mondaine. C'est un ami, un confident, très souvent un bon conseiller. On s'inspirera donc, en ce qui le concerne, des sentiments d'amitié, encore plus que de l'étiquette.

Est-il malade ? il faut aller prendre de ses nouvelles. Quelques personnes, hésitent à remplir ce devoir de sympathie ! Lui qui nous a donné ses soins, son temps, son dévouement, il a bien droit à notre intérêt. Mais cette indécision vient probablement de ce raisonnement : Un médecin, qui a pour profession de combattre le mal chez les autres, doit souhaiter cacher que la maladie le terrasse comme les profanes. Mais cette maladie est souvent contractée au chevet des malades, causée par les fatigues de la profession, il n'y a nulle gêne pour un homme intelligent à s'avouer vaincu dans ce cas.

Lorsque le malade est rétabli, il fait si il le peut, une visite de remerciement au médecin. Il ne s'éternise pas dans cette visite : celui qui le reçoit ne dispose jamais de beaucoup de temps.

Le malade guéri offre des fleurs à son médecin, ou essaie de lui témoigner sa gratitude et son affection par quelque autre attention gracieuse.

Lorsqu'un médecin a mis un enfant au monde, les parents lui envoie des dragées du baptème, à moins, bien entendu, qu'ils ne soient de très pauvres gens.

On peut parfaitement (et c'est même une élégance) donner à son médecin son titre scientifique : « Docteur » ; les femmes aussi bien que les hommes.

L'ENTOURAGE

La Garde-Malade

Le choix d'une garde ne doit pas être fait à la
légère. Il est de la plus haute importance qu'elle
réunisse toutes les qualités désirables, puisqu'elle
donnera des soins constants.

Nous la voudrions d'un visage agréable. Quand
je dis agréable, je n'entends pas demander la
beauté et je crois qu'on me comprend bien. Mais
il y a des visages rébarbatifs, parfois repoussants
et cela a une véritable influence sur certains
malades.

Si la garde n'est ni intelligente ni observatrice,
il n'en faut pas attendre grand' chose. Mais si elle
est douée comme nous le voulons, elle sera ca-
pable — et c'est un grand point — de répondre
avec précision et netteté aux questions que le
médecin aura à lui poser ; par exemple sur la manière dont le malade a suporté un médicament.
Elle renseignera aussi très exactement sur les

crises d'agitation ou de prostration qui se seront produites. Elle remarquera tout, notant aussi les heures. Une bonne garde est très appréciée du médecin.

Cette garde-là est nécessairement obéissante, mais il nous la faut attentive : Si elle n'est pas sûre de sa mémoire, elle fait bien de prendre note des prescriptions du docteur, afin de les suivre ponctuellement, donnant les remèdes aux heures indiquées, exécutant les moindres parties du traitement, facilitant ainsi beaucoup la guérison.

Il va sans dire qu'elle est prévenante. Elle n'attend pas que le malade lui exprime ses désirs. Elle les pressent et les réalise dans la mesure du possible. Il est pénible de demander sans cesse les choses dont on a besoin. La garde fera donc constamment preuve de bonne grâce et de bon vouloir, sans qu'on ait à les réclamer... Mais sans aller non plus jusqu'à l'excès de zèle, jusqu'à l'importunité.

La patience est sa qualité maîtresse. Son égalité d'humeur aura l'effet le plus salutaire auprès d'un malade difficile, qui souffre depuis longtemps. Un visage placide, mieux encore serein, une voix douce, une parole encourageante font renaitre calme et tranquillité chez ceux dont on a charge, leur esprit fût-il irrité et leur cœur aigri. Mais, en même temps, la garde professionnelle fait bien de maintenir la distance, de ne pas se laisser aller à la familiarité. Elle évite ainsi une foule d'ennuis qui l'atteindraient elle-même d'abord, puis elle conserve mieux l'autorité que le malade lui reconnaît toujours... peut-être inconsciemment, instinctivement.

Nous insisterons aussi sur sa discrétion, qui doit être absolue. Elle peut, sans le chercher, surprendre les secrets du malade. Elle n'en fera part à quiconque, elle les ensevelira dans l'oubli le plus complet, — à moins de certaines nécessités que lui indiquerait sa conscience. Le malade l'emploie parfois pour sa correspondance. Elle rendra ce service sans manifester aucune curiosité, aucun désir d'aller au-delà de ce qu'on veut lui dire. Après avoir tracé les larges lignes de ce rôle, entrons dans les petits détails, ils ne sont pas insignifiants.

Dans la chambre, la garde se placera de telle sorte qu'elle ait toujours le malade sous les yeux. C'est afin d'apercevoir tous les mouvements qu'il fait, tous ses gestes, et de pouvoir approcher de son lit au moindre appel, au moindre besoin. Mais elle n'aura pas l'air de le surveiller. Certains malades en éprouveraient une gêne, qui pourrait aller jusqu'à l'exaspération. La garde fera bien de s'occuper à un travail facile et silencieux dans l'intervalle des soins : Le malade en éprouvera un soulagement moral.

Nous lui recommandons de porter des chaussures légères. Le bruit dérange les malades. Ils s'impatientent à entendre des pas résonner autour d'eux. Au contraire, les allées et venues de la garde ne leur déplaisent pas, si sa marche n'est pas perceptible à leur oreille ; ce sera un peu de vie, dans cette chambre éloignée du train, du fracas du monde.

En les servant, en leur donnant à boire, la garde doit éviter aussi de choquer les flacons et les verres, les autres petits ustensiles indispensables ; elle ne les remuera pas inutilement et veillera à ne pas les laisser tomber.

Enfin, la tenue de la garde sera irréprochable, d'une propreté exquise : il n'y a jamais d'excès en ce genre. Ses cheveux seront bien et solidement arrangés, sa robe très nette, et elle la préservera des contacts sous un grand tablier blanc fréquemment renouvelé.

Très souvent, aujourd'hui, la garde revêt une blouse de toile par-dessus ses habits, pour entrer dans la chambre du malade, et l'enlève pour en sortir. C'est une précaution excellente, en cas de maladie infectieuse ou contagieuse. Mais, si il s'agit d'un mal qui ne se gagne pas, il vaut mieux ne pas déplaire à l'œil de la personne souffrante en s'affublant de la sorte.

La Famille

Un malade préférera toujours les soins donnés par les siens à ceux d'une étrangère, quels que soient les mérites et les talents de cette garde professionnelle, avec laquelle il se sentira toujours un peu gêné.

En outre, il est une foule d'attentions délicates, auxquelles seuls peuvent penser les gens de la famille, qui ne sauraient être du ressort de la garde, si douée qu'elle soit ; les soins, la tendresse les inspire ; ils réclament une connaissance complète du caractère du malade ; ils sont dûs à une ingéniosité née de l'affection.

Il ne faut pas oublier davantage qu'une bienfaisante, une considérable influence morale est exercée sur l'esprit du malade par les preuves de dévouement qu'il reçoit de ceux qu'il aime.

Pour un enfant, par exemple, qui pourrait remplacer la mère ? La voir auprès de lui, se sentir effleuré par ses mains caressantes, rafraîchir son front sous le souffle, sous le baiser de « sa » maman, c'est pour le pauvre petit un contentement si grand, qu'il en oublie un peu ses souffrances, qu'il marche plus vite vers la guérison.

Que de confidences il lui fait, à elle, que sa confiance fait égale à un ange sauveur ! Que de désirs il lui exprime, qu'il n'aurait osé formuler, seul avec une garde, celle-ci fût-elle excellente !

Un mari ne trouve aucuns soins comparables à ceux de sa femme. Ne sait-il pas qu'il y a de la maternité au fond de l'amour qu'elle lui a voué, et surtout depuis qu'il est cloué sur un lit de souffrances ? Ne sait-il pas que la patience de la femme qui aime est inlassable, que son zèle est infatigable et son courage invincible ! Elle prodigue les témoignages de sa tendresse, elle lutte contre le mal de toute son énergie, de toute la force magique de sa volonté, tendue par le désir absolu d'arracher à la douleur, à la mort l'être aimé, pour qui elle se sacrifierait avec joie. Sœur, mère, fille, épouse, vous la trouverez toujours à la hauteur des événements les plus cruels.

Alors, qui pourrait mieux qu'elle veiller à assurer au malade ce bien-être matériel dont il a tant besoin aussi ? Avec quelle douceur elle lui offre à boire, elle humecte ses lèvres brûlées par la fièvre ! De quelle main légère elle essuie son front couvert de sueur ! Comme elle est attentive à le recouvrir, à ranger, à redresser ses oreillers.

Il est presque superflu de lui recommander, comme tout-à-l'heure à la garde, de bien observer ce qui se passe durant le jour, pendant la nuit ; de noter dans sa mémoire ou au crayon les moments d'agitation et les souffrances insolites que le malade accuse.

On doit d'autant mieux raconter ces choses au médecin, que beaucoup de malades ne savent pas bien expliquer, une foule de petits symptômes qui mettent sur la voie du diagnostic, et permettent au praticien de se prononcer sur la plus ou moins de gravité du mal. Si ces observations sont importantes à faire auprès des grandes personnes, combien plus encore elles sont indispensables, lorsqu'on a affaire à de petits enfants.

Il est absolument nécessaire que l'entourage sache rendre compte de ces choses au médecin.

Un autre talent que possède la mère, la sœur, l'épouse, c'est de savoir réconforter le malade, en le distrayant par des lectures, si son état le permet, ou par quelques conversations qui puissent l'intéresser, mais les unes et les autres seront de courte durée pour ne pas fatiguer son attention.

A un enfant, on peut raconter une histoire gaie, un beau conte heureux, ou jouer avec lui, pas bruyamment, pas longtemps, en variant beaucoup son plaisir.

A l'égard d'une grande personne, il est bon d'éviter dans la conversation, tout ce qui pourrait lui occasionner la moindre contrariété. On la rassure au sujet de ses affaires, qu'elle peut craindre de voir péricliter, puisqu'elle ne peut plus les diriger. On lui cache non moins soigneusement, les inquiétudes que peut inspirer son état.

Je demanderai encore qu'on ait la fermeté d'éloigner les importuns. Une femme sait trouver quelque raison polie pour interdire l'accès de la chambre du malade, à ceux qui ne lui apporteraient aucune satisfaction par leur présence, dont la venue le fatiguerait, l'ennuierait. L'affection doue les plus timides d'une grande force morale.

Si parmi les conseils donnés à la garde tout-à-l'heure, il s'en trouvait quelques-uns dont les gens de la famille puissent se faire l'application, nous les prions d'y apporter un peu d'attention. Ici, rien n'est indifférent.

Ajoutons que, le soir venu, si on ne veille pas soi-même le malade, il faut s'assurer, avant de se mettre au lit, que rien ne lui manquera pour la nuit, s'arranger pour que la garde ne soit pas prise au dépourvu.

La famille doit encore se soucier du bien-être de cette garde. On lui établira, pour les veilles, un siège commode et confortable, on lui préparera une collation selon ses goûts et son appétit, pour les heures de la nuit où elle ne peut se livrer au sommeil, et se souvenant du proverbe : « Qui dort dine ». Une boisson telle que le thé et le café, lui paraitra très réconfortante. Si on pouvait mettre à sa disposition, les ustensiles nécessaires, elle la trouverait meilleure la fabriquant elle-même, aux heures qui lui conviendraient le mieux.

Le malade n'est pas toujours en état de témoigner sa gratitude à la personne qui le soigne. Au contraire, celle-ci a souvent à subir ses impatiences, ses rebuffades, ses colères, ce qu'elle lui pardonne aisément d'ailleurs.

Mais la famille peut, elle, faire preuve de reconnaissance envers la garde, la remercier des soins dévoués qu'elle donne au malade, en la traitant avec affabilité et, même, avec une certaine déférence.

Les amis et les visites

Quand on aime les gens, on partage toutes leurs joies et toutes leurs douleurs... toutes leurs douleurs, surtout. On leur témoigne son affection dans les jours de bonheur, encore plus lorsqu'ils traversent une phase pénible de l'existence, lorsque la maladie les étreint, les abat.

Souvenez-vous : si vous avez été immobilisé sur votre lit, en proie à la souffrance, ayant forcément renoncé à vos occupations, à tout ce qui faisait votre vie intellectuelle, vous pensiez, beaucoup plus qu'aux heures de la santé, à tous ceux que vous connaissiez, à tous ceux qui vous étaient chers. La douleur développe extrêmement la sensibilité chez l'homme, le mal physique lui crée des loisirs qui lui font mieux sentir l'isolement, l'abandon.

Le malade qui constate l'indifférence chez ses amis, en devient plus malheureux, je dirai donc que les visites à ceux qui souffrent sont une des formes de la charité et, aussi, de la solidarité humaine.

« Mais, répondra-t-on, mes occupations irrémissibles, mes affaires si importantes m'empêchent de venir en personne prendre des nouvelles de mon ami ou le visiter. Envoyez au moins un messager, donnez un témoignage de sympathie et d'intérêt. Écrivez au besoin, mais un mot seulement, n'exigeant pas une longue réponse, soit de la personne souffrante que le moindre effort fatigue, soit de ceux qui l'entourent et qui n'ont pas le temps d'entrer dans de longs détails.

Toutefois, si vous habitez la même ville que le malade ou si vous vivez à une petite distance, seulement, faites un effort pour aller vous même vers l'affligé.

Il faut dire peut-être qu'il y a une ligne de conduite à observer dans ces visites. Si profonde,

si ancienne que soit l'amitié, quelques droits qu'elle
confère, on doit user de beaucoup de discrétion,
craindre d'être importun, respecter religieusement
les défenses du médecin. Cela signifie qu'on n'insistera pas trop pour entrer dans la chambre du
malade, si on voit hésiter l'entourage. La famille
n'ose pas refuser l'accès de cette chambre à un
ami intime, même lorsque le médecin a formelle-
ment interdit les visites Elle est partagée entre
deux craintes, celle de blesser le visiteur, celle
d'amener des complications dans l'état du malade,
par une complaisance contre laquelle il fallait
se raidir.

L'ami le plus chèrement aimé s'informera donc
de ce qui se passe et, si le médecin n'a pas donné
l'autorisation de recevoir ceux même que le malade désirerait auprès de lui, cet ami refoulera sa
déception, sa contrariété, il ne manifestera pas
un mécontement qui peinerait la famille, il se
soumettra comme l'ordonnent le bon sens et
l'intérêt du malade.

Si le médecin a permis les visites d'amis, ceux-
ci devront aussi éviter — lorsque la maladie sera
encore en cours, — de se présenter le soir vers
cinq heures. C'est le moment où le malade est le
plus fatigué, celui où la fièvre augmente toujours
un peu.

Introduit enfin auprès du malade, on tâchera

de causer avec enjouement. Et si on peut lui exprimer la peine qu'on éprouve de ses souffrances, du moins devra-t-on lui cacher le chagrin qu'on ressent à constater les ravages accomplis par le mal en sa personne.

Il faut éviter tout sujet de conversation triste ou lugubre, ne pas commettre la sottise de parler de maladies analogues à celle qui retient sur son lit celui qu'on veut consoler, lorsque ces maladies ont eu une issue funeste ou, seulement, des suites fâcheuses.

On doit essayer de rendre bon espoir au malade, de remonter son énergie, le moral agissant sur le physique avec une rare puissance, chacun le sait. Le rôle du visiteur consiste à fortifier et à égayer celui qui souffre, à le distraire par tous les moyens, mais en se gardant de rire et de parler bruyamment. Il est bon, même de ne pas causer avec excès, de s'exprimer posément, jamais à haute voix ou, du moins, jamais sur un ton élevé. Les petites attentions sont très agréables aux malades, les touchent beaucoup. On connaît, en général, les goûts de son ami; quand on les ignore, on se renseigne adroitement auprès de lui ou auprès de sa famille. Et, alors, on lui envoie, parmi les fleurs, celles qu'il préfère et qui récréeront ses yeux. On s'est arrangé également pour savoir si le médecin lui permet de manger des bonbons, des fruits, des primeurs, afin d'être assez heureux pour lui offrir ses chatteries favorites.

On assiste parfois aux repas du malade, alors on cherchera à se rendre utile. Une femme surtout peut déployer, dans ce rôle la plus gracieuse amabilité. Il faut disposer la table : il en est qui tournent sur pivot ce qui rend la tâche bien facile. Mais si une table de ce modèle manquait, on la remplacerait par une planche mince et légère qu'on déposerait sur les genoux du malade, après lui avoir arrangé commodément ses oreillers.

Pour lui épargner toute peine, on lui passe son verre, toutes les fois qu'il veut boire. On se garde de jamais laisser ce verre plein sur la table ou la tablette, par la raison qu'il suffirait d'un mouvement involontaire pour le renverser. N'oublions pas d'étendre une grande serviette en guise de nappe sur la planche, et d'en recouvrir aussi le drap pour le mettre à l'abri des taches. On fait bien encore d'attacher une serviette au cou du malade pour soustraire ses vêtements de lit aux maculatures, et lui sauver la fatigue de changer de linge plus souvent qu'il n'est utile.

Notre malade trouve très doux d'être entouré de ces petits soins. Son repas ayant été égayé par une chère présence et des attentions tendres, il a mangé avec plus d'appétit. Pour le visiteur n'est-ce pas une joie aussi d'avoir donné un peu de bonheur ?

Il est, en outre, venu un peu en aide aux gens de la famille qui, se sentant si bien remplacés, ont pu disposer de quelques instants. N'éprouve-t-on pas une certaine satisfaction à rendre un service même léger ? Mais ce plaisir ne doit pas faire oublier la réflexion de La Bruyère : « Le talent de ne pas se rendre importun consiste à se retirer à temps.» Au moindre signe de fatigue remarqué chez le malade, ou si d'autres personnes arrivent, il faut prendre congé.

En partant, on se met encore à la disposition de la famille pour exécuter les commissions qui sont à faire ; par exemple, passer chez le pharmacien ou porter une commande chez un fournisseur. Cette obligeance est très appréciée dans la maison d'un malade, où tous les services sont surchargés, où les rouages du ménage sont toujours quelque peu dérangés.

LA CONVALESCENCE

Précautions à prendre

Il faut avoir été sérieusement malade pour comprendre la douceur du retour à la santé.

Le convalescent éprouve une jouissance profonde à sentir ses forces revenir peu à peu, il lui semble qu'une vie nouvelle va recommencer pour lui, qu'il vient de sortir d'un abime de douleur.

Oubliant ses souffrances, les longues nuits d'insomnie, les heures d'anxiété et de découragement qu'il a traversées, il fait mille projets qu'il a hâte de réaliser.

Et c'est, au contraire, le moment où il doit redoubler de prudence pour éviter les rechutes et les complications. L'organisme affaibli déjà par la maladie, est beaucoup plus susceptible de retomber. De là, l'obligation d'une foule de précaution qu'on ne croit pas toujours nécessaire de prendre et qui s'imposent pour parachever l'œuvre de guérison.

La sollicitude et la tendresse de ceux auxquels le malade est cher, ne vont pas se lasser; ils continueront à entourer de petits soins celui qu'ils ont tremblé de perdre; leur affection ingénieuse s'opposera encore au danger qui n'a pas tout-à-fait cessé de le menacer. Il parait bien inutile de leur dicter, de leur tracer leur règle de conduite... Oui, mais, tout en aimant, malgré les inspirations de l'amour, on peut commettre des fautes, par faiblesse... et par ignorance.

Il faut soumettre à l'approbation du médecin les moindres faits et gestes du convalescent, ses lectures, ses repas, ses sorties, puis veiller infatigablement à l'observation des prescriptions. C'est de la plus haute importance, on ne saurait trop le redire.

Combien de malades ont eu à se repentir d'avoir trop présumé de leurs forces, à l'époque où toute crainte avait disparu. A la suite de la scarlatine, c'est un refroidissement qui peut entraîner de l'albuminurie; à l'occasion de la rougeole, et pour la même cause, un enfant peut contracter une broncho-pneumonie, et c'est une affection toujours très grave.

Enfin, il faut savoir refuser une alimentation trop abondante à une personne qui relève de la fièvre typhoïde. L'intestin, déjà éprouvé par cette maladie, pourrait se perforer, ce qui donnerait lieu à une péritonite mortelle.

Les rhumatisants, eux aussi, doivent être prudents, ou on le sera pour eux.

Cette sagesse est à recommander, au reste, pour tous les autres cas. La prévoyance détourne bien des maux, c'est une vertu qu'il est indispensable de pratiquer auprès des convalescents si, par l'âge ou par le caractère, ils sont assez dénués de raison pour exposer de nouveau leur santé si difficilement reconquise.

On ne cèdera donc pas aux sollicitations pressantes dont, d'une façon générale, ils accablent leur entourage. On sera ferme comme cette mère excellente qui ne se laissait pas fléchir par cette jolie boutade de son garçonnet: "Que je voudrais donc une maladie que l'on mange !" Elle le maintint à la diète, comme, un peu plus tard, elle fit prendre, inexorable, toutes les potions ordonnées à sa petite fille, et bien que l'enfant, croyant qu'on la punissait, joignît les mains, en disant : « Oh ! non, petite mère, je t'assure que je ne le ferai plus.»

Le médecin donne tous les conseils nécessaires, fait toutes les recommandations possibles, on est inexcusable quand on ne les suit pas religieusement : quels regrets se prépare le malade, quels remords ceux qui avaient la charge de veiller sur lui, lorsqu'ils ont contrevenu aux ordonnances du praticien, et qu'il en résulte des conséquences funestes !

Les soins de Toilette

Au cours d'une maladie un peu longue, il est quelquefois difficile de faire au malade une toilette minutieuse, de crainte de le fatiguer.

Mais lorsque ses forces reviennent, il faut en profiter pour réparer le temps perdu.

La chevelure des femmes demande à être démêlée avec de grandes précautions. Les cheveux se sont certainement embroussaillés, même lorsqu'on a eu le soin de les natter. Aussi la première séance de coiffure est-elle très pénible. Au lieu d'employer dès l'abord le peigne ordinaire, il serait bon de se servir d'un peigne dont les dents sont formées de spirales. Il pénètre dans cette masse de cheveux embrouillés avec plus de facilité que l'autre, et permet ainsi d'éviter des tiraillements douloureux. Certes, c'est un démêlage moins parfait, mais qui procure un résultat déjà satisfaisant, et dont il faut se contenter pour commencer.

Autant que l'état de la malade rend ces petits soins possibles, il vaut mieux ne pas trop atten-

dre pour les lui donner. Elle se prêtera toujours
facilement à cette obligation et sera même heureuse d'être coiffée, ne serait-ce que pour quelques heures de la journée, au moment des visites,
par exemple, si le médecin l'a autorisée à recevoir.

Elle sait que, si ses cheveux sont arrangés avec
soin et avec goût, son visage paraîtra plus reposé,
son teint plus clair, et que ses yeux auront plus
d'éclat. Ce n'est pas nous qui lui reproche is
cette gracieuse coquetterie, que la femme a
fois raison de pratiquer, que nous lui conser
rons toujours. Une malade peut encore être
charmante, fraîchement vêtue de batiste blanche
(ou de simple calicot), entourée de linge renouvelé et sentant bon, un peu parée par la jolie
disposition de sa chevelure, qu'elle peut faire
attacher par un nœud de ruban.

Mais revenons aux détails essentiels. Si la chevelure a besoin d'être nettoyée, il n'est pas de
procédé plus simple et plus efficace, en même
temps, que le lavage au moyen d'une infusion de
bois de Panama. Contre les pellicules, les lotions
sulfureuses pourront être très utiles, mais elles
ont l'inconvénient de laisser persister une odeur
désagréable.

Quant aux lotions existantes employées dans
le but d'arrêter la chute des cheveux, ou d'en
activer la croissance à la suite de certaines mala-

dies, telle la fièvre typhoïde, elles ont leur utilité. Mais si les pellicules étaient abondantes, il faudrait n'en user qu'avec modération et sur l'avis du médecin. C'est qu'elles peuvent irriter le cuir chevelu, et au lieu d'arrêter la desquammation, la précipiter.

Il existe de nombreuses formules préconisées à titre de lotions excitantes, mais il faut choisir avec soin, aidé des conseils du médecin, ou on risquerait d'augmenter le mal. On se méfiera donc des préparations tant vantées, surtout si elles ne se présentent pas sous le nom autorisé d'un pharmacien.

Quelques frictions à l'aide de la liqueur Van Swieten peuvent avoir de bons résultats, toutefois c'est à la condition qu'il n'existe déjà aucune irritation du cuir chevelu. Il ne faudrait pas employer ce remède sans avoir recouru à l'avis et à l'examen du médecin, de crainte d'aggraver le mal au lieu de l'atténuer.

Les soins de la bouche ne sont pas moins importants à observer — en tout temps mais surtout pendant la convalescence, et il est fâcheux d'être forcé parfois de les négliger pendant la maladie : « La mort entre par la bouche », disent les arabes.

Dans certaines affections, la langue, la sécheresse des lèvres et des gencives sont le reflet de l'état des voies digestives et coïncident avec les troubles de l'organisme en général. Pour cette raison, il est nécessaire de se rendre compte de l'état de l'haleine et des dents et d'apporter une grande attention à leur bon entretien.

Comme en l'état de santé, il faudrait brosser les dents, non avec des poudres, du moins de façon suivie, de peur d'éroder l'émail, mais avec une pâte à base de savon officinal. Le savon ordinaire serait parfait pour ces soins, mais il est peu agréable, et, du reste, il faudrait ne l'employer qu'à intervalles pour qu'il ne devînt pas nuisible.

Nous ferons la même remarque pour l'eau oxygénée-médicinale, qui blanchit les dents, mais ne peut être utilisée non plus que de loin en loin et coupée de moitié d'eau ordinaire. Cette solution très étendue rendra des services pour le rinçage de la bouche. C'est un bon désinfectant.

En terminant, conseillons pour le nettoyage des dents, non pas les brosses douces qui ne donnent que des résultats imparfaits, mais l'emploi de brosses un peu dures et pas trop longues, pour pouvoir les faire mieux pénétrer dans les coins de la bouche. Disons encore que les dents ne doivent pas être brossées transversalement, mais verticalement, de la base de la gencive à l'extrémité de la dent, qu'il s'agisse de celles de la mâchoire supérieure ou de la mâchoire inférieure.

C'est la partie où la dent est implantée, c'est-à-dire l'union de la dent à la gencive qui réclame surtout des soins, plus que le corps de la dent lui-même. On voit donc que l'autre pratique est mauvaise pour la conservation des dents et le bon état des gencives. Celles-ci saigneront un peu dans les premiers temps, mais elles se raffermiront à la longue. Et lorsqu'elles tendraient à s'ouvrir, il suffirait, du reste, pour remédier au mal, de faire une légère application de teinture d'iode.

Hygiène du corps, dans la convalescence

L'hydrothérapie est un adjuvant précieux, auquel on a de plus en plus recours aujourd'hui.

Mais il faut savoir en faire un usage judicieux, en tout temps et surtout au sortir d'une maladie grave. Le convalescent, plus que tout autre, doit avoir l'avis du médecin pour se livrer aux pratiques hydrothérapiques.

Les nombreux procédés en usage sont tous très utiles dans leur genre, mais c'est à la condition d'en user avec discernement, puisqu'ils peuvent être nuisibles dans certains cas.

On peut dire que, d'une façon générale, l'hydrothérapie produit des résultats remarquables, étant un stimulant et un sédatif merveilleux. Quelques pages devaient lui être consacrées, en ce livre où nous nous occupons de rendre à la santé les êtres qui nous sont chers.

L'eau froide est excitante, mais pourvu que la douche ou le bain soit de courte durée. Pour obtenir une réaction un peu intense, les douches froides en jet vif et en jet brisé sont considérées comme excellentes par les médecins. On doit les faire suivre d'un massage, d'une friction sèche ou d'une friction à l'eau de Cologne, à l'eau-de-vie de lavande.

Pour cette friction, voulez-vous employer le mélange suivant, il imprègne la peau d'une agréable odeur, il semble, disait un médecin, que ce soient les parfums exhalés d'un bouquet :

> Eau de Cologne. . . . . 140 gr.
> Alcool de lavande. . . . 300 —
> Teinture de benjoin. . . 15 —
> Essence de violette . . . }
> — de vanille. . . . } 5

L'effet de la douche froide est à ce point satisfaisant que, dans quelques pays étrangers, elle est considérée comme une médication de choix contre certaines affections, celles où il y a ralentissement de la nutrition, affaiblissement de l'organisme. Mais encore une fois, il faut prendre l'avis du docteur, pour ne pas s'exposer à commettre des imprudences, à compromettre la convalescence. Même en santé, ont peut avoir à redouter des conséquences fâcheuses d'une hydrothérapie pratiquée sans méthode, à tort et à travers.

À la suite de douleurs articulaires, l'usage de l'eau froide est très préjudiciable. Il est donc utile de bien mettre en garde les rhumatisants contre cette sorte d'hydrothérapie. Les autres convalescents doivent être aussi circonspects, pour une cause ou pour une autre.

Si le médecin les autorisait à recevoir la douche en jet, il leur faudrait encore savoir que cette douche doit leur être donnée par une main exercée. Certaines précautions sont à prendre, par exemple d'éviter l'arrivée trop violente de l'eau sur l'abdomen. Du reste, cette sorte d'hydrothérapie ne peut être pratiquée que dans les établissements spéciaux, où l'on trouve des doucheurs de profession.

Mais on peut, facilement, prendre chez soi la douche en pluie, sans avoir non plus recours à des appareils compliqués. Le tube, d'un usage si répandu, va parfaitement vous suffire : La pluie est obtenue au moyen d'une sorte de récipient semblable à une carafe, dont le fond est percé de trous destinés à laisser passer l'eau, qui s'écoule comme d'une pomme d'arrosoir.

Les gens nerveux, impressionnables préféreront l'eau tiède, qui produira un effet calmant très prononcé et accompagné d'une sensation de bien-être, sans nécessiter une réaction trop forte. L'effet de l'eau froide est plus violent, de sorte que chez les gens déprimés, les neurasthéniques, par exemple, à la sensation de chaleur et d'énergie, succède parfois une lassitude très prononcée.

Dans ce cas, il faut toujours commencer par l'eau tiède et s'habituer progressivement à l'eau froide. Il est des cas spéciaux, mais qui restent pour ainsi dire dans le domaine du médecin, où l'on emploie simultanément les deux procédés : C'est la douche écossaise.

Les bains agissent à peu près de la même façon, mais plus doucement. Aujourd'hui, dans les constructions modernes, un grand nombre d'appartements — ceux qui sont habités, bien entendu, par les gens favorisés de la fortune, — sont pourvus d'une salle destinée aux pratiques hydrothérapiques. Il est à souhaiter que ce confortable puisse, un jour, être étendu à tous, les bains et les douches concourant beaucoup à conserver la santé du corps ou à la lui rendre.

Les Grecs et les Romains de l'antiquité accordaient, dans le bien-être, une place très importante aux thermes, que leurs poëtes ont célébrés.

Mettons en garde contre le bain chaud ou trop prolongé qui affaiblit. Le médecin seul a qualité pour l'ordonner. Le bain tiède repose : Les différents bains médicamenteux sont assez employés sans prescription spéciale pour que nous n'en parlions pas.

Lorsque la peau est le siège d'une certaine irritation dûe soit à un séjour au lit de longue durée, soit à l'emploi de substances destinées à exercer une révulsion sur l'épiderme ou encore à l'occasion de contusions, d'entorses, il faut recourir au bain de son ou d'amidon qui, très adoucissant, rendra à la peau sa souplesse, calmera l'inflammation dont elle peut-être atteinte.

Les bains sulfureux, dits de Barèges, sont révulsifs. Ils tonifient ou modifient les fonctions de la peau. Malheureusement on emploie à cet usage des polysulfures qui ont le désagrément de répandre une odeur atroce. De plus les vapeurs de soufre détériorent les baignoires, endommagent les dorures. Aussi est-il nécessaire de choisir une baignoire de fonte émaillée et de fermer hermétiquement la salle de bains. Il est vrai qu'il existe maintenant une sulfurine dégagée des inconvénients dont nous venons de parler.

Les bains salés remplacent jusqu'à un certain

point les bains de mer. Ils sont très fortifiants et, par suite, tout indiqués après les maladies débilitantes. Il va sans dire que l'absence des grands souffles de l'Océan, de cet air vivifiant qu'on respire au bord de l'eau amère, les rend moins efficaces que ceux qu'on pourrait prendre à la plage. Mais ils peuvent y suppléer pourtant. Le gros sel (500 gr. environ pour un bain,) est à conseiller. Plus pur que le sel gris, il lui est supérieur.

Dans la catégorie des bains stimulants, nous n'oublierons pas les bains aromatiques. Ils n'ont pas seulement le mérite d'exhaler des senteurs agréables, il exercent une action tonique sur la peau.

Les bains de tilleul sont adoucissants, calmants. En conséquence, ils sont excellents pour les enfants nerveux, à épiderme délicat.

La cuisine des convalescents

On ne peut donner des règles absolues pour le régime diététique des convalescents. Il faut demander au médecin de le prescrire minutieusement. Le praticien juge toujours sûrement de l'état où se trouve l'estomac de son malade, selon la durée d'abattement des forces.

Le médecin n'admet, au début surtout, que des

aliments de digestion facile. Il choisit ceux qui répondent le mieux aux goûts du convalescent, parmi ceux qu'il peut accorder.

Il y a les consommés, les panades au bouillon, (ce bouillon comme le consommé, devra être très nouveau, du jour même) ; le lait, qu'on peut aromatiser de quelques gouttes d'eau de fleur d'oranger, si le malade éprouve de la répugnance à le prendre à l'état naturel ; l'œuf à la coque, très frais, pondu le matin même, — ce que les Romains appelaient l'œuf d'or, tandis qu'ils traitaient d'œuf d'argent celui de la veille. Les viandes grillées, le poulet très cuit, le poisson cuit à l'eau salée, peuvent concourir à nourrir un convalescent. En fait de légumes, la chicorée cuite ; l'asperge — interdite dans quelque cas, pourtant ; — l'artichaut cuit, coupé depuis quelques jours : consommé tout de suite en sortant du potager, il est échauffant. Les gâteaux secs, les crèmes légères entrent dans le menu des malades. Les fruits très mûrs, dépourvus de toute acidité, sont presque toujours permis ; la cerise, bien qu'un peu aigrelette, est accordée et, même, en assez grande quantité. La pulpe saupoudrée de sucre, d'une pomme cuite dans sa pelure est recommandée, comme un dessert excellent dans la convalescense. Le vin coupé est, en général, la boisson ordonnée.

Mais, je le répète, le médecin ne manque jamais

d'indiquer de quelle façon doit être nourrie une personne qui relève de maladie.

La garde ou la famille doit suivre à la lettre, sur ce point comme sur tous les autres, l'ordonnance du médecin. Un écart de régime aurait, sûrement des conséquences déplorables. On résistera donc si le malade exige des aliments défendus ou en quantité plus grande que celle qui lui a été accordée.

Mais ce qu'on peut faire c'est de soigner cette cuisine peu variée et peu abondante, afin qu'elle plaise et, ainsi, réconforte mieux celui qui est obligé de s'en contenter.

Le dévouement et la tendresse se prouvent aussi bien par les petits détails que par les grands actes.

Lecture, Musique, Lettres d'amis

La première distraction qui convienne à un convalescent, en outre des visites qu'il reçoit, c'est la lecture.

Il faudra mettre en ses mains, des ouvrages appropriés à ses goûts, à son âge, bien imprimés, faciles à lire. Pour un enfant, surtout, qu'y a-t-il de plus intéressant qu'un beau volume plein d'*images*. Les livres de la Comtesse de Ségur ont déjà charmé et charmeront encore bien des générations, mais une foule d'autres bons auteurs, ont aussi écrit d'une façon délicieuse pour l'enfance : les grands parents, les grands amis peuvent former au petit malade, une bibliothèque aussi variée que jolie, qui fera encore ses délices quand il aura recouvré la santé.

Les adolescents se plaisent aux récits de voyages. Il y a de gracieux et délicats romans, à l'usage des jeunes filles. Une grande personne aime à feuilleter des publications illustrées et le roman du jour, s'il n'est pas d'une psychologie trop subtile, s'il n'est pas trop envahi par l'analyse des êtres, des choses et des idées. Le convalescent évitera les lectures fatigantes et ne les fera pas non plus trop longues.

Il lira assis et non couché, de cette façon il ménagera mieux sa vue. Lorsqu'on est couché, on est, en quelque sorte, obligé de regarder en haut constamment, les muscles de l'œil se fatiguent, l'accomodation elle-même en souffre, et il peut survenir une sensation très pénible d'éblouissement et de lassitude.

De même, on préférera pour ces lectures, la lumière du jour à la lumière artificielle. Si on voulait pourtant lire le soir, une fois la nuit venue, la lampe à huile donnerait une clarté plus douce, répandrait moins de fumée, que celle qui brûle à l'aide du pétrole et, par conséquent, serait préférable. La lampe à pétrole exhale parfois une odeur désagréable, qu'il est facile toutefois de modifier entièrement : Si l'on mélange au pétrole de choix, au pétrole raffiné, l'acétate d'amyle, on remplacera par un parfum la mauvaise odeur que chacun connaît... et redoute, et l'on obtiendra, en outre, une lumière plus éclatante. Ce corps peu inflammable, est d'un prix trop élevé pour être consumé seul. Mais un cinquième seulement d'acétate d'amyle fait disparaitre les inconvénients reconnus à l'usage du pétrole et de grands avantages, ceux que nous venons d'indiquer, sont assurés.

La musique est une distraction qui exige moins d'efforts intellectuels que la lecture, tout en éveillant en nous un monde de sensations : elle est, à la fois, très puissante et très douce. Son effet moral est indiscutable, on l'a dit très souvent dans ces derniers temps. Un air entraînant inspire la gaité, un air passionné extériorise en quelque sorte notre être intime, un chant ou un morceau lent et tendre nous repose, nous berce, nous porte à la rêverie. Sans vouloir rechercher ce but, si le malade aime la musique et qu'il ne puisse encore en faire lui-même, il serait très aimable à un ami, à une parente de satisfaire son goût pour ce plaisir en se chargeant de lui jouer ses airs favoris.

Le piano, l'orgue surtout, le violon, peuvent

dire des choses admirables sous des doigts habiles, mais une voix juste et chaude est encore le plus beau des instruments; ceux qui sont doués d'un organe sympathique chanteront en s'accompagnant ou accompagnés, et ils procureront double jouissance au convalescent, leur voix fera vibrer chez lui toutes les cordes que la maladie avait détendues.

A l'époque de la convalescence, on commence à s'intéresser, et d'une façon suivie, à tout ce qui se passe autour de soi. Les lettres sont un des plus grands plaisir de celui qui revient à la santé. Ne lui apportent-elles pas, à travers la distance, la pensée, le témoignage d'affection de ceux de ses parents, de ceux de ses amis, qui vivent loin de lui. C'est un devoir, pour ceux-ci, de donner des nouvelles, d'écrire de longues lettres pleines de détails, qui sont de nature à amuser le malade. Si ce dernier est en état de se livrer à un petit travail de tête, il répondra, mais par des lettres plus courtes et dont on excusera très bien, pour le moment la brièveté nécessaire. Un mot de lui sur une carte-lettre ou sur une carte-correspondance suffira amplement, on n'est jamais exigeant à l'égard d'une personne malade.

Enfin, plus tard, lorsque le convalescent pourra se hasarder à sortir, il rendra visite à ses intimes, à ceux aussi qui lui auront montré de l'intérêt, de l'amitié en venant le voir pendant sa maladie, pour le distraire et le consoler.

La première sortie

On choisira un temps propice : les heures douces d'une journée d'hiver, les heures fraiches d'une journée d'été. Il faut éviter, soit un froid intense, soit la grande chaleur, le vent aussi, mais par-dessus tout encore, l'humidité.

On ne négligera aucune précaution, surtout si il s'agit d'une promenade en voiture. Le manque de mouvement peut occasionner une sensation de refroidissement d'autant plus regrettable que, bien souvent, on ne la perçoit que lorsqu'on est déjà trop loin pour rentrer dans un bref délai.

Les promenades en voiture sont pourtant très salutaires aux convalescents, quand elles sont effectuées dans de bonnes conditions. Aussi les personnes qui disposent d'une voiture devraient-elles toujours l'offrir à un ami qui vient d'être malade. Certes, c'est une gracieuseté à laquelle on n'est pas tenu, pas plus qu'à bien d'autres, mais qui semble tout indiquée, en ces circonstances, aux gens aimables et obligeants.

Il est bon que la voiture aille à une allure modérée, une certaine vitesse imprime des secousses désagréables, peut donner du vertige, de la migraine, il ne faut pas oublier qu'on a affaire à une personne affaiblie, que l'air et le mouvement enivrent, exaltent.

Pour une promenade à pied, on ferait choix d'un endroit abrité du vent et du soleil, peu fréquenté, de façon à ne pas être dérangé; un trop grand va et vient de gens contrasterait trop fortement avec la solitude de la chambre de malade et si l'on venait à rencontrer des personnes de connaissance, le convalescent pourrait, après la marche, éprouver de la fatigue à faire des frais de conversation. Mieux vaut donc, en ces premiers temps, se promener en des lieux bien tranquilles et même déserts.

Toutes les fois que cela est possible, une ou deux personnes de l'entourage accompagnent le malade. On se munit de son pliant, ce siège peut lui être fort utile : une lassitude survenant, le convalescent pourra au moins s'asseoir dans un endroit convenable, c'est-à-dire non exposé aux souffles trop vifs ni aux rayons trop ardents, là où règne le silence et la paix.

Autrefois, la première visite était consacrée à aller visiter les malades dans les hôpitaux, ou tout au moins à porter une offrande dans le tronc qui leur était destiné. C'était une coutume fort touchante, qu'il faudrait faire renaître. Ceux qui n'ont pas d'hôpital dans la localité qu'ils habitent se rendraient à domicile, surtout chez les pauvres gens.

Quel meilleur remerciement pourraient adresser à la Providence, le convalescent et sa famille ? Les chrétiens et autres croyants ne sauraient mieux pratiquer leur religion, qu'en pensant à ceux qui souffrent. Les hommes qui ne suivent aucun culte, reconnaissent du moins les grands principes de charité et de bonté, qui se sont tant développés à notre époque : ils obéiraient à l'impulsion de leur cœur.

Que le malade rétabli aille donc vers ses frères en douleur ; qu'il leur donne ce qu'il peut, mais avec le grand désir de leur faire un peu de bien, de leur procurer un peu de joie.

Ces livres, ces gravures qui l'ont distrait, qui lui on fait trouver moins longues les heures de la convalescence, qu'il les leur envoie. Il sera béni pour le sourire qu'il aura amené sur les lèvres de ces déshérités, pour l'instant de plaisir qu'ils auront éprouvé grâce à lui.

Ne croyez pas que ce soit faire trop peu de chose. Il y a beaucoup de gens qui s'abstiennent en disant : « Cela ne vaut pas la peine, peut-être ».

Ils oublient le prix du verre d'eau de l'Évangile.

Ceux qui sont riches donneront à pleines mains ;

ils voudront soulager ces souffrances qu'ils connaissent, adoucir la peine de ceux qui entourent le malade et qui se désespèrent de leur impuissance à le secourir.

Ce sont les misères cachées qu'il faut rechercher surtout. Dans les familles qui n'étalent pas leur dénûment, la douleur est plus cuisante, le chagrin plus profond. On ira donc vers ces malheureux avec tout le tact qu'on possède et qui naît de la délicatesse de l'âme et de la bonté du cœur. Et on se hâtera vers eux, se souvenant de cette parole d'un écrivain qui fut un admirable observateur : « Donner à temps c'est donner deux fois ».

Le Voyage

Bien souvent à la fin de la convalescence, le médecin conseille un changement de résidence, soit à titre de traitement, soit comme distraction.

Aux uns il prescrit un séjour dans les montagnes, aux autres le climat plus doux de notre Midi ou de l'Italie ; à certains le bord de la mer.

En dehors d'indications spéciales du docteur, un voyage bien compris, effectué dans de bonnes conditions, ne peut être que profitable après une maladie. Lorsque les forces sont revenues, quand on ne redoute plus l'air vif et les fatigues du déplacement, on peut partir... Mais encore faut-il savoir voyager dans ces circonstances.

Quelles sont les heures les meilleures pour faire voyager un convalescent ? Nous n'hésitons pas à préférer le jour à la nuit, autant que possible. Si le voyage est un peu long, il est difficilement supporté d'une seule traite par une personne qui vient d'être malade. On le divisera en étapes, choisissant une halte convenable, confortable, à proximité d'un centre, où il soit aisé de se procurer les choses dont on peut avoir besoin au cours d'un voyage.

De cette façon, le malade a toute sa nuit pour se reposer, et le lendemain, il est dispos pour reprendre sa route. Il ne faut pas oublier que le sommeil perdu la nuit ne se rattrape jamais complètement durant le jour, ou, tout au moins, cela change trop les habitudes pour qu'une personne affaiblie n'ait pas à en souffrir. Cependant, la chaleur accablante des jours d'été ferait presque autant de tort au convalescent que le manque de sommeil. Il lui faudrait attendre la soirée — cinq ou six heures du soir — pour partir à cette époque de l'année, et il ne pourrait aller bien loin, puisque nous voulons qu'il dorme dans un lit. En cette saison là, on fera donc mieux de subordonner le voyage au rétablissement complet.

D'ailleurs, et c'est bien regrettable pour les malades, la plupart des trains rapides et pratiques, qui conduisent, le plus souvent, à des destinations éloignées, ne sont mis en marche que pendant la nuit. On choisira alors, pour se mettre en route dans ces conditions, un jour où les voyageurs sont relativement moins nombreux, évitant surtout la veille des fêtes, à l'occasion desquelles les gares sont encombrées et les trains subissent des retards.

De quels objets faut-il se munir ? Si on voyage la nuit, on prend un oreiller. Les compagnies en fournissent, mais je sais des gens auxquels il répugne de se servir des choses qui sont à l'usage de tous. Dans ce cas, on emporte une taie à soi, dans laquelle on insère l'oreiller de la compagnie : on n'est plus ennuyé, alors, de le frôler de sa joue.

Il ne faut pas oublier les couvertures, car à la pointe du jour la fraîcheur se fait sentir, et le malaise qui en résulte, si on ne peut le combattre, indispose pour une partie de la journée, — même les gens qui se portent bien, à plus forte raison ceux qui relèvent de maladie.

Dans un sac, destiné à cet usage, on aura de l'alcool de menthe, de l'eau mélisse, du sucre ; quelques provisions : des gâteaux secs, des sandwiches au blanc de poulet, enfermés dans une boîte en fer-blanc, pour le cas ou le malade aurait besoin de quelque chose. On y joindra un flacon engainé, fermant bien, contenant de l'eau, et une petite timbale.

L'eau rend de très grands services en voyage. Non-seulement elle sert de boisson, et l'on est souvent bien aise de se rafraîchir, mais encore on l'emploie pour faire un peu de toilette. N'est-on pas bien content d'enlever de ses mains et de son visage la poussière qui s'y est amassée ? Ces petits soins n'étant pas, du tout, à dédaigner, il ne faut jamais négliger cette précaution qui consiste à emporter de l'eau. Qui n'a déploré, en voyage, la privation des ablutions, qu'avec un peu de prévoyance on pouvait éviter ? On glissera, en conséquence, quelques petites serviettes dans le sac.

Il n'est pas de femme à qui il soit nécessaire de recommander de prendre un petit miroir et un petit peigne de poche. Une mantille lui est encore indispensable, pour se couvrir la tête pendant la nuit, quand elle sent venir le sommeil et qu'elle enlève son chapeau. Les hommes, eux, auront une casquette molle, dont ils se coifferont pour dormir, quand ils devront prendre garde au froid.

Il faut encore combiner son costume de voyage, de telle sorte qu'il réunisse la correction et la commodité. La forme tailleur, adoptée par les femmes du monde en ces circonstances, est la meilleure qu'on puisse choisir. L'étoffe doit être solide, de teinte neutre, pas trop claire. Sous la jaquette on porte une blouse chaude ou légère, selon la saison ; et qui permette de très peu serrer le corset.

Le pied sera à l'aise, dans la chaussure de cuir (fauve en été, chaudement fourrée l'hiver.) Le gant, de fil en été, sera large (rien n'est laid comme une main pressée dans le gant, rien ne paralyse les mouvements comme un gant étroit.)

En hiver, nous conseillons le gant fourré ou des mitaines de laine par dessus le gant de Suède, ce qui donne beaucoup de chaleur à la main.

Le jupon dit long est en moiré ou en soie noire ou grise, sans trop de franfreluches. Un chapeau d'homme, un canotier par exemple, accompagne bien cette toilette simple, mais on le féminise au moyen de gros nœuds de rubans.

Une chaude mante, en hiver, ou un cache-poussière de soie grise ou havane, en été, sera jeté par-dessus ce costume. Les fourrures ne seront pas oubliées pendant la saison rude : boa de plumes ou col tzarine, manchon. La voilette est encore un accompagnement indispensable, elle cache le désordre des cheveux. Quand il fait froid c'est un grand voile qu'on choisit, on le croise sur l'arrière de la tête et on ramène, devant, les bouts qu'on noue en un nœud gracieux ; on ne saurait croire à quel point cet arrangement préserve la nuque et les contours du visage des morsures du vent.

'Les voyageurs masculins pourront suivre quelques unes de nos indications, ne serait-ce qu'en ce qui concerne la chaussure et le gant... sans mitaines . On fait aussi à leur usage de longs et chauds manteaux de voyage, et des pardessus qui mettent leurs vêtements d'été à l'abri de la poussière.

Je recommande, en outre, à tout le monde, d'emporter un livre facile à lire : de lecture agréable et d'impression parfaite ; les gens avisés se munissent d'un coupe-pages minuscule, et d'un petit carnet accompagné d'un bon crayon pour le cas où ils auraient à prendre une note rapide : l'heure d'un train, le nom d'une station où ils ont été frappés par la vue d'une chose qu'ils craindraient d'oublier, etc, etc. L'éventail de peu de valeur (car on peut le perdre), l'en-cas et le flacon de sels, complètent l'équipement d'une femme soignée et prévoyante.

L'Arrivée

Quand on se rend dans une station quelconque, il est bon, avant d'entreprendre le voyage, de se procurer tous les renseignements possibles sur les ressources de l'endroit. Je suppose que vous alliez à Bagnoles-de-l'Orne, soigner une maladie pour laquelle ces eaux sont prescrites, vous ne partirez pas à l'aventure, par la raison que les voyageurs affluent dans cette jolie station balnéaire. Bagnoles, situé dans un un coin adorable de la Normandie, ne sera bientôt plus qu'à trois heures de Paris. Aussi n'y rencontre-t-on pas seulement des malades.

C'est un mérite ajouté à tous ceux qu'on reconnaissait déjà à la charmante ville d'eaux. Son aspect pittoresque, les beaux sites qui l'environnent, l'air si singulièrement pur qu'on y respire (au point qu'on y sent son corps plus léger) attiraient déjà en grand nombre les amoureux de la nature et ceux qui ont besoin de fuir l'atmosphère des centres populeux.

Mais cette proximité de Paris — les parents du convalescent pourraient aller déjeuner avec lui et rentrer dans la grande ville pour l'heure du dîner, — cette proximité de Paris fait abonder les visiteurs, et bien qu'on bâtisse tous les ans des hôtels nouveaux à Bagnoles, ils sont toujours insuffisants.

Le confort est extrême dans ces hôtelleries, cependant un convalescent, qui le peut, réclamera le summum du bien-être et ne se contentera pas d'un appartement ou d'une chambre de second ou troisième ordre. Il pourrait,du reste, ne pas en trouver, s'il n'avait pris la précaution d'écrire à un hôtelier indiqué pour retenir ce qu'il désire. Il s'évitera ainsi des contre-temps ennuyeux et des changements qui sont toujours fort désagréables. L'idéal serait d'envoyer, en fourrier, une personne sûre et intelligente, qui prendrait, sur les lieux mêmes, toutes les dispositions nécessaires, deux ou trois jours avant l'arrivée du convalescent.

Il faudrait pouvoir suivre ces conseils quel que soit le lieu où l'on se propose de séjourner.

Ce n'est pas tout encore : Si la maison ou l'hôtel que l'on doit habiter est un peu éloigné de la gare ou du point d'arrivée, une voiture sera commandée par avance, afin de ne pas imposer au malade une fatigue inutile ou une attente prolongée, dans une salle de gare traversée de courants d'air qu'il faut craindre.

Comme nous le disions, bien renseigné avant de se mettre en route, on n'aura plus qu'à se diriger vers le gite choisi.

Il y a encore un autre avantage qui résulte de ce que quelques uns appelleront un luxe de précautions. Quand on arrive au hasard, on a souvent la faiblesse de se laisser influencer dans ses décisions, en matière d'hôtel ou d'appartement, par des personnes inconnues qui, trop souvent, ont des intérêts quelconques à faire prévaloir, au grand détriment des gens qui les écoutent.

Enfin rendu à son logis provisoire, le malade changera de linge et se reposera. Il aura la sagesse de résister à l'envie de sortir le jour même de son voyage.

Impatients de parcourir le pays où ils arrivent pour en connaître les beautés et les curiosités, beaucoup de malades augmentent sûrement cette lassitude qu'un parcours plus ou moins long vient de leur faire éprouver... alors même qu'ils ne s'en aperçoivent pas... pour l'instant.

BÉBÉ

—

La Santé de l'Enfant

Car il faut que les mères se rassurent en lisant ce titre « Bébé », dans un livre consacré aux malades.

Nous voyons Bébé en bonne santé. Nous voulons seulement donner aux mères quelques indications qui les aideront à conserver à l'enfant un bien précieux, qui leur permettront de préparer les hommes robustes de la prochaine génération, qui leur épargneront beaucoup d'angoisses et d'inquiétudes. Elles s'alarment si vite et si vivement, les jeunes mères, à la moindre indisposition des frêles petits êtres auxquels elles ont voué une tendresse passionnée, depuis le moment où ils ont jeté leur premier cri !

Mais justement cette tendresse et le dévouement qui s'ensuit, ont souvent grand besoin d'être éclairés : Trop de fois les mères pèchent par excès de soins, je veux dire de zèle intempestif. Trop souvent aussi, elles se laissent guider par l'expérience des « bonnes femmes », qui ne connaissent que les remèdes empiriques.

Nous n'avons pas, je le répète, l'intention ni la prétention de donner des conseils techniques sur les maladies des enfants. Nous laissons au médecin le soin de les dicter plus abondants, plus judicieux ; aussi plus adéquats à chaque individualité que les avis généraux qu'on peut trouver dans un livre. Nous désirons seulement être un peu utile aux jeunes mères, qui se troublent et s'effarent aux moindres indispositions des enfants, ou ne savent pas les reconnaître tout de suite.

Mais redisons-le encore, dans le berceau, dans ce lit mignon qui flanque le lit maternel nous ne plaçons pas de petit malade. C'est un joyeux petit être rose, auquel nous voulons conserver ses joues d'aurore et sa gaieté.

Le Biberon

Si l'enfant ne peut être élevé au sein, ou au verre avec du lait d'ânesse, qu'il est difficile de se procurer, on lui donne le biberon. Ici il faut une constante surveillance : un biberon facile à laver, commode à poser est indispensable. Indiquons le biberon dit « Parfait nourricier » qui remplit bien ces conditions. Au moment des chaleurs, surtout, où les gastro-entérites sont le plus à redouter; il faut faire bouillir fréquemment les appareils, stériliser le lait et ne pas en laisser séjourner au fond du récipient, quand l'enfant vient de boire. Quant à la pasteurisation du lait, elle se fait au moyen d'appareils répandus dans le commerce et sur lesquels nous ne pouvons nous étendre. La simple ébullition peut suffire pour éloigner tout danger. On coupe ensuite le lait suivant l'âge de l'enfant et les indications du médecin.

Mais il est un point que nous croyons devoir signaler. Il est très important de stériliser aussi le lait de traite récente, car si une haute température détruit les ferments qui tendent à s'y développer, les produits de fermentation persistent quand ils sont formés, tout autant que cela peut arriver, pour un lait tiré depuis quelque temps. C'est ce qui explique les indispositions qui surviennent chez les jeunes enfants, alors même qu'on croit avoir pris, à cet endroit, toutes les précautions nécessaires.

Dans l'intervalle des tétées, on mettra le biberon dans de l'eau boriquée. Cet anti-microbien est faible, mais il rend néanmoins de grands services, et il a cet avantage d'être dépourvu de toxicité.

On voit qu'à tous les points de vue le sein doit

être préféré. Le lait de la mère possède toujours la chaleur requise, il est toujours prêt : la nourrice n'a qu'à entrouvrir son corsage, c'est l'admirable simplicité qu'on retrouve au fond de toutes les œuvres de la nature.

L'Alimentation du petit Enfant

Un enfant ne prend-il pas le sein avec appétit, ou refuse-t-il la nourriture qu'on lui a préparée, vite on s'ingénie à trouver un moyen pour lui faire avaler, bon gré, mal gré, ce que son estomac refuse.

De là des embarras gastriques, des entérites qui, au moment des chaleurs, peuvent acquérir un catactère de gravité.

D'autres mamans, désireuses de voir prospérer bébé à vue d'œil, de lui faire ce petit corps rose et potelé, orgueil des nourrices, les alimentent sans cesse, à n'importe quelle heure. Parfois, elles tombent aussi dans cette erreur pour faire cesser les cris de l'enfant.

Alors, il peut survenir de petites indigestions qui se traduisent par des vomissements de lait non digéré, ou par des coliques, dont le remède se trouve dans la suppression bien facile de la cause. Régler l'alimentation, qu'il s'agisse d'un nourrisson ou d'un bébé d'un certain âge, est donc un point capital.

S'il assimile trop, par suite d'une nourriture excessive, l'enfant sera sujet, surtout au moment de la dentition, à des irritations de la peau : erythème, prurit, eczéma. Diminue-t-on la ration tout cela disparait comme par enchantement.

La mère doit nourrir son enfant. Le mauvais état de sa santé est le seul motif qui puisse la dispenser de ce doux devoir. Certainement, il peut, au premier aspect, paraitre pénible à remplir à la femme du monde. Il lui faut renoncer aux plaisirs, aux promenades, aux déplacements, aux sports, mais cette privation qui peut lui sembler dure au début, est bien compensée par les joies profondes qu'elle ressent bientôt à voir l'enfant boire la vie à son sein, à le contempler endormi dans ses bras, à guetter le premier sourire, le premier signe d'intelligence sur le petit visage adoré. Une jeune mère me disait : « J'éprouve une jouissance extraordinaire, un bonheur que ne saurait comprendre la femme qui n'a pas nourri à suspendre l'enfant à mon sein, à sentir la succion des petites lèvres, à me dire qu'il tient encore tout de moi. »

J'ai vu des jeunes femmes à qui il était interdit de nourrir, pleurer de rage jalouse en regardant leur enfant boire le lait d'une étrangère, et cette jalousie, je la trouvais presque juste, et je l'excusais de tout mon cœur.

Enfin, quand la mère ne peut suivre la loi de la nature, une nourrice est bien préférable au biberon qui ne sera employé qu'en dernier recours. Nous disions tout à l'heure qu'il faut régler les tétées. Pour être agréable à quelques jeunes mères, nous donnons ici un horaire, qui est ordinairement fixé par le médecin.

Il est utile que, dans le jour, l'enfant prenne le sein toutes les deux heures. Il est bon de le laisser cinq heures sans téter pendant la nuit. De cette façon, la mère se repose et l'estomac de l'enfant aussi.

Chaque tétée ne doit guère dépasser quinze à vingt minutes en moyenne, et voici, à peu près, la quantité à donner, suivant les âges. Bien entendu, ces indications n'ont rien d'absolu.

	1er JOUR	2e JOUR	3e JOUR	4e et 5e JOURS	JUSQU'A 1 MOIS
Par tétée	3 gr.	15 gr.	40 gr.	55 gr.	60 gr.
En 24 h.	30 gr.	150 gr.	400 gr.	550 gr.	600 gr.

	2e et 3e MOIS	4e et 5e MOIS	6e MOIS	7e MOIS et au-delà.	
Par tétée	70 gr.	100 gr.	120 gr.	150 gr.	
En 24 h.	650 gr.	750 gr.	800 gr.	900 gr.	

Pour s'assurer si l'enfant progresse, il suffit de
le peser de temps à autre, aux mêmes heures de
la journée, et dans les mêmes conditions ; soit à
l'aide d'une balance spécialement destinée à cet
usage, le pèse-bébés, ou bien avec une balance
ordinaire. L'accroissement est surtout sensible
pendant les deux premiers mois. A partir du
troisième mois, l'accroissement plus lent est
moins sensible.

Nous dirons à la mère qui veut nourrir, que
quelques mois avant la naissance de son enfant,
elle fait bien de se laver les seins avec de l'alcool
coupé d'eau. Elle se fortifie la peau et prévient
par ce moyen facile, les gerçures, les douloureuses
crevasses. Après chaque tétée, dans le même but,
et pour le bien être de l'enfant, elle se lavera les
seins au moyen d'eau boriquée.

Le Berceau

Voilà le meuble que je souhaiterais voir appa-
raitre de bonne heure dans la maison de tout
jeune ménage.

Rien n'est plus attendrissant que de regarder
une femme préparant un berceau, le parant avec
amour, dans l'attente de la petite créature qui
doit y reposer. Comme on pardonne à la jeune

mère en expectative de faire des folies d'élégance pour cet être encore inconnu, déjà aimé, qui vit en elle, auquel elle voudrait donner toute la terre.

Mais il ne suffit pas d'entourer le berceau de soie et de dentelle, il faut surtout le comprendre de façon très pratique.

Le berceau, dont la cage est en métal, se recommande, par la raison qu'il peut-être lavé aisément. On dépose dans le fonds un ou deux paillassons (paillots en langage de nourrice), un drap, puis un imperméable ou, mieux, un feutre absorbant qu'on renouvelle, autant de fois qu'il est nécesaire.

Dans certaines contrées, il existe un usage qui consiste à coucher le nouveau-né dans du son. De cette façon, les petits enfants sont toujours à sec et leur peau, qui a la délicatesse de la feuille de rose, ne s'irrite pas. C'est un grand bien-être qu'on leur procure.

L'enfant sera changé fréquemment, ce qui est le meilleur moyen d'éviter les rougeurs qui bien souvent persistent, malgré la poudre d'amidon ou de lycopode, si on ne les surveille pas d'une façon assidue.

Malgré ces soins, les rougeurs peuvent ne pas disparaitre il faut alors prier le docteur d'examiner l'enfant, car, il s'agirait d'une acidité trop grande des matières, qu'une solution alcaline modifie rapidement. Des bains d'amidon, tièdes et de courte durée, sont excellents et tout indiqués en pareil cas.

Le berceau sera placé dans une pièce claire et aérée. Nous ne pouvons que répéter ici une des recommandations déjà faite au sujet des lits, à savoir qu'il ne faut pas charger le berceau de rideaux épais qui interceptent l'arrivée de l'air et retiennent les poussières. Toutefois, nous ne priverons pas les mères du plaisir de garnir le berceau de rideaux très légers, mousseline ou dentelle, suspendus, massés à la flèche du berceau, sous un nœud de ruban et une figure d'ange. Ces rideaux transparents auront même leur utilité, ils serviront de moustiquaire. Pendant le sommeil de l'enfant, ils défendront son visage et ses menottes roses de l'approche des mouches et des cousins.

Et puis, du moment que les lois de l'hygiène sont observées, peut-on refuser à une mère le plaisir d'orner avec coquetterie le berceau, centre de ses pensées, orgueil et joie de sa vie.

Faut-il bercer les enfants ?

C'est une bien vieille coutume, celle qui consiste à bercer, c'est presque une tradition. Elle doit remonter aux premiers âges de l'humanité, à l'époque où le premier berceau fut tressé et suspendu à une saillie du roc des cavernes. Aussi a-t-elle été conservée religieusement.

Et cependant, il faudrait l'abandonner. Il vaut bien mieux laisser le sommeil venir naturellement, que d'étourdir l'enfant en le secouant jusqu'à ce qu'il s'assoupisse. Dans beaucoup de crèches, où cette très ancienne pratique est délaissée, l'enfant s'endort tout aussi bien.

Tandis que si on l'accoutume à être bercé, il prend l'habitude de cette sorte de balancement, qui, chez une grande personne, ne manquerait pas de produire la sensation d'un voyage en mer, et toutes les fois que l'heure du sommeil est arrivée pour lui, il devient nécessaire de procéder à cette manœuvre, dont il sentirait la privation, et qu'il réclamerait par ses pleurs et ses cris.

Je sais que la poésie... factice y perdra quelque peu. On a célébré la nourrice qui chante en agitant doucement le berceau, sur le rythme de sa chanson.

Mais le temps est venu de rompre avec les préjugés, ce qui n'empêche nullement d'être respectueux du passé. L'homme de progrès est, au contraire, celui qui sait le plus de gré aux ancêtres d'avoir frayé la route vers la civilisation. Qu'on sache seulement que la jeune mère qui couche son enfant dans le silence et la tranquillité, ne parait pas moins empreinte de poésie... réelle que la nourrice antique, et qu'elle procure un meilleur sommeil à son enfant.

Comment reconnait-on qu'un enfant est malade ?

Pour un tout petit enfant, le cri est le seul moyen de traduire la douleur. Il faut être attentif à cette plainte qu'il profère, non sans raison, croyez-le. Tantôt ces cris indiquent la faim ou la soif, ou une souffrance quelconque, dont on recherchera la cause dans une alimentation défectueuse ou mal réglée, d'où naissent les coliques fréquentes. Souvent aussi l'enfant éprouve le besoin d'être changé de langes ; les linges qui l'entourent provoquent chez lui une gêne dont il veut être débarrassé.

Un enfant un peu grand peut être considéré comme malade ou près de le devenir, lorsqu'il perd de son entrain, de sa gaieté. Quand on le voit taciturne, somnolent, abattu, quand son sommeil est agité, accompagné d'une légère poussée fébrile, si l'appétit disparait, il faut prendre garde. Certainement, si l'affection est grave, apparaîtront

ensuite des symptômes tels que fièvre, vomissements, etc., qui donneront tout-à-fait l'éveil.
Mais nous voulons dire que la gaieté est si natu-
relle chez l'enfant, que lorsqu'elle fait défaut, il y
a toujours lieu de redouter un malaise quelconque.
Et il ne faut pas attendre que le mal s'aggrave,
chez ces fragiles créatures... dont la résistance est
grande parfois — disons-le vite pour rassurer les
mères, — mais qu'il est bon de soigner tout de
suite d'après les prescriptions d'un médecin, parce qu'elles ne peuvent renseigner, comme les
grandes personnes, sur les troubles qu'elles éprou-
vent.

Quand le rire clair et argentin cesse de se faire
entendre, quand les beaux yeux sont battus et
que la petite main vous semble chaude, appelez le
docteur de la famille. Si vous l'avez dérangé pour
rien ou pour peu de chose, il ne saurait vous en
vouloir : nul mieux que lui ne connaît les angoisses qui étreignent si souvent le cœur maternel, et
il est toujours heureux de les faire cesser.

Pour examiner la gorge ou la badigeonner

A la moindre alerte, la mère veut examiner la

gorge de son enfant. Ou, quelquefois, il lui faut faire un badigeonnage prescrit par le médecin et cela n'est pas toujours facile si l'on a affaire à un enfant capricieux.

On opérera avec succès, en procédant de la façon suivante :

Une personne prend l'enfant sur ses genoux et lui serre les jambes entre les siennes, de façon à éviter à l'opérateur les coups de pieds dont, en pareille circonstance, bébé est bien souvent prodigue. De la main gauche, elle saisit le front de l'enfant et le tient incliné légèrement en arrière, tandis que, du bras droit, elle enlace le petit corps en emprisonnant les mains.

Si l'enfant ne veut pas ouvrir la bouche, l'opérateur lui serre les narines et, au moment où le petit patient veut faire une inspiration par la bouche, en desserrant les dents, il faut bien qu'il se prête à l'examen ou laisse faire le badigeonnage. Il convient de s'installer auprès d'une fenêtre ou d'une bonne lumière pour que l'examen quoique rapide soit néanmoins suffisant, ou que le badigeonnage s'exécute bien.

Quelques maladies des enfants

La fièvre est un symptôme dans beaucoup de

cas. Elle peut tenir à un mauvais état des voies digestives, au début d'une maladie infectieuse : rougeole, scarlatine, etc.

Quoi qu'elle annonce, en attendant l'arrivée du médecin, on mettra l'enfant à la diète, ne lui donnant que fort peu de chose, de telle sorte que, s'il y a lieu de prescrire une médication active, le médecin ne soit pas empêché d'agir. Et aussi, on ne risquera pas comme il arrive à tant de mères bien intentionnées, mais ignorantes, d'aggraver l'embarras gastrique qui existe déjà, en obligeant le petit malade à prendre à contre-cœur une nourriture dont il n'a aucun besoin, aucune envie.

On préparera, en même temps, tout ce qu'il faut pour un bain, et les choses qui sont nécessaires pour faire les enveloppements humides que le médecin peut juger utiles. Ces apprêts ne serviront peut-être pas. Ce sera tant mieux. N'est-il pas plus raisonnable de se donner ces peines inutilement, que de se trouver prise au dépourvu si une médication est urgente et de retarder ainsi l'effet du traitement et des soins ?

S'il s'agit d'une rougeole, une mesure à prendre tout de suite est l'éloignement des autres enfants qui pourraient se trouver dans la maison, bien qu'il soit déjà trop tard, le plus souvent, cette affection étant surtout contagieuse tout à fait au début, tandis que la scarlatine l'est à la fin,

au moment où il se produit de la desquammation.

Les courants d'air sont à éviter très soigneusement dans ces maladies ; ils peuvent occasionner
de graves complications. Il faut prendre garde
aussi à l'absorption des poussières : avec les courants d'air cette absorption peut déterminer les
broncho-pneumonies, qui sont si dangereuses et
peuvent apparaître au cours ou à la fin de
la maladie. La rougeole, n'est plus cette
affection banale, sans conséquence redoutable,
dont on croyait, il y a quarante ans, que la
« bonne nature » a toujours raison. On sait aujourd'hui qu'il est des rougeoles malignes et l'in-
quiétude des familles s'explique lorsque cette affection se déclare chez un enfant.

Dans le but également de prévenir ces complications qu'il faut toujours craindre, on fera une toilette
minutieuse des oreilles, des yeux et du nez de
l'enfant. Et c'est encore la gorge qu'on examinera
le plus soigneusement pour éviter les petites sup-
purations et les abcès secondaires, pour pouvoir
aussi avertir le médecin, si l'on remarque, de ce
côté-là, quelque chose d'insolite. Il est encore es-
sentiel de veiller à ce que l'enfant malade ne
prenne pas froid, ce qui pourrait congestionner
les reins et faciliter l'apparition de l'albumine.

Les angines si terribles et qui épouvantent justement les mères, demandent à être soignées avec attention, intelligence et énergie. Le moindre mal de gorge ne sera pas négligé. Il peut de prime-abord, paraitre insignifiant et revêtir, peu à peu, un caractère grave. Sans hésiter, on avertira le docteur, de telle sorte qu'il arrive à temps pour pouvoir juguler une diphtérie, par exemple, dont la marche envahissante ne laisserait pas, au bout de quelque temps, de résister parfois au traitement le mieux ordonné. En effet, en dehors même des grands accès de suffocation, il se produit un empoisonnement qui peut, à un moment donné, être au-dessus des ressources de l'art.

On pourrait se préparer d'immenses regrets, si l'on attendait un peu trop longtemps avant de prendre l'avis d'un médecin. Le plus souvent, c'est pour un cas très bénin qu'il sera appelé — car il ne faut pas s'effrayer d'avance, — mais n'est-il pas plus sage de se prémunir par des soins, même exagérés, que d'avoir à lutter contre une affection déjà en progrès.

Quand il s'agit d'une maladie aussi contagieuse que l'angine, il est bon de redoubler de précautions, et de désinfecter soigneusement — voire de brûler — les objets et les linges qui ont pu servir pendant la maladie.

N'a-t-on pas vu cette affection si grave se transmettre par l'envoi de la poupée d'une petite malade à un de ses jeunes parents.

Les personnes qui donnent leurs soins doivent se laver les mains dans une solution antiseptique en quittant la chambre du malade. L'idéal serait d'amener les gens à porter une espèce de blouse en toile, qu'on revêtirait pour entrer dans la chambre contaminée, et qu'on quitterait en sortant. Nous en avons déjà parlé. Ainsi on ne risquerait pas de transporter ailleurs les germes avec lesquels on aurait pu être en contact.

Quant aux rhumes, dont l'accentuation constitue la bronchite, on se trouve bien d'envelopper les jambes de l'enfant de bottes d'ouate. Nous pouvons conseiller aussi de lui mettre de petits rigollots dans le dos : Ce mode de sinapisme, très pratique, du reste, ne demandera pas longue préparation, et c'est son très grand avantage.

Mais il faut se garder de donner aux enfants, sans l'avis du médecin, des potions opiacées ; ces petits êtres sont très sensibles à l'action de ce médicament.

Une goutte de laudanum ne suffit-elle pas pour provoquer chez un petit nourrisson un empoisonnement mortel.

Les promenades

Si la saison est froide, on attendra que bébé ait vingt jours, au moins, pour le sortir.

Ces petits êtres délicats doivent être chaudement vêtus, mais de vêtements moëlleux sans lourdeur. A l'intérieur de la maison, on les laissera tête nue dès la première heure, mais pour aller au dehors, l'usage d'une capote ou d'une capeline est indispensable.

On doit se garder de promener les petits enfants sur les chemins pavés, dans de petites voitures qui leur imprimeraient des secousses pénibles. Il vaut infiniment mieux les porter dans les bras, ils y ont plus chaud, du reste.

Quand, pour les promener, on est *obligé* de les mettre dans leur petite voiture, il faut alors choisir des chemins dont le sol soit parfaitement uni. Il est bon aussi de veiller à ce que l'enfant soit bien enveloppé, puisqu'il n'a plus le contact d'un autre corps pour augmenter sa propre chaleur.

Dès que l'âge de l'enfant le permet, on profite, de la promenade pour appeler son attention sur tout ce qui peut donner lieu à une leçon de choses... à sa portée. Un petit convalescent rattrapera de la sorte, le temps perdu, pendant sa maladie, pour son instruction. Tous les enfants apprendront ainsi, en se jouant, une foule de choses... la vie. Si ils sont désireux de savoir, il n'y a qu'à répondre judicieusement à leurs questions multipliées, et sans jamais manifester d'impatience. Si ils ne semblent pas s'intéresser à ce qu'ils rencontrent, il faut leur en parler ; il n'est pas de moyen meilleur pour faire naître, sans fatigue, la réflexion dans leurs petits cerveaux, pour développer chez eux le sens de l'observation et l'esprit pratique.

On leur fait aimer tout ce qui est créé : les plantes, l'oiseau qui vole au-dessus de leur tête, le ciel immense, les bêtes, essayant de ne leur laisser contracter pour aucune, de sotte antipathie, s'attachant à vaincre l'instinct de cruauté qui serait, dit-on, naturel à l'enfance ; faisant comprendre — obscurément encore, mais déjà suffisamment — la solidarité universelle. C'est l'éveil à la pitié, à la bonté, à la justice.

Lecture des petits malades

Les petits malades qui ne peuvent sortir doivent être distraits, amusés dans leur chambre.

Quand on est pris par des occupations irrémissibles et qu'on ne peut les faire jouer, on met entre leurs mains des images dont le sujet soit joli et gracieux. Il ne faut jamais les laisser feuilleter des scènes de meurtre, de brutalité, de douleur. Leur esprit malléable en recevrait une impression très fâcheuse, dans un sens ou dans l'autre. Ils pourraient être frappés de terreur et en ressentir une secousse nerveuse, préjudiciable à leur rétablissement. Ou, la reproduction d'actes sauvages pourrait développer en eux un instinct de férocité. Je n'aime guère non plus, les caricatures, pour cet âge ; le sens du ridicule vient toujours assez tôt.

J'ai déjà dit que les contes de grand'mère, ces merveilleux récits qu'on retrouve dans toutes les langues, dans tous les pays, sont toujours faits pour les enfants, même pour ceux du vingtième siècle. Regardez les petites physionomies, les beaux yeux brillants, et vous verrez quel plaisir l'enfant, de toutes les époques de l'humanité, prend à écouter ces histoires, qui bercent si bien l'imagination dans le premier âge, et dont le souvenir plait encore à l'homme fait.

Quand on est dans l'impossibilité de « conter », on met des livres, écrits pour eux, dans les mains des enfants malades qui savent déjà lire. Si on peut donner à ces volumes une belle reliure et beaucoup d'illustrations, ils auront une bien plus grande valeur pour les petits lecteurs.

Pas d'histoires de revenants ni de sorciers, par

exemple. En fait de surnaturel ne mettons en scène que les belles et bonnes fées qui triomphent toujours, qui réduisent à néant les efforts des méchantes vieilles et des mauvais enchanteurs. Les revenants et les sorciers, c'est le merveilleux effrayant, l'enfant sortirait de ces lectures épouvanté, plein d'un trouble mystérieux, avec un esprit faussé.

Sa santé physique et morale en serait peut-être ébranlée à jamais.

Croquemitaines et loups-garous

Beaucoup d'enfants ont un sommeil agité et pénible, qui prédispose aux indispositions, qui est lui-même une indisposition, par suite d'une très sotte... et j'ajouterai d'une très lâche habitude que cultivent un assez grand nombre de mères.

Elles font obéir l'enfant en le menaçant d'êtres terribles et imaginaires. Dans toutes les occasions où l'enfant essaie de la résistance, il ne faudrait qu'une fermeté douce. Au lieu de cela, la mère fait de gros yeux, essaie de durcir ses traits, son expression, fait appel au loup, à croquemitaine, — dont elle a raconté l'inflexible cruauté, à l'égard des petits délinquants. Bébé obéit, alors, mais sous le coup de la terreur, et l'on n'a rien obtenu du tout. Puis, la nuit venue, son sommeil ce précieux sommeil de l'enfance, qui devrait être respecté, est troublé de cauchemars affreux. Et l'on s'étonne ensuite de la mauvaise mine du petit, d'une maladie qui survient sans cause apparente. Quand donc les mères rejetteront-elles ces pratiques sur lesquelles il faut n'avoir jamais réfléchi pour les conserver... et pourtant le souvenir de leurs propres terreurs au temps de l'enfance, devrait leur faire condamner ces tristes moyens.

On a vu aussi des enfants contracter une fièvre pour avoir été enfermés dans un cabinet noir, dont ont leur faisait un épouvantail, dont l'inconnu et l'obscurité étaient pleins de visions apocalyptiques.

Cependant, il est bien inutile d'user de telles répressions dont les inconvénients sont si grands, qui ne vont pas sans dangers de plus d'une sorte. Quelques gouttes d'eau fraiche, jetées au visage d'un petit qui se mutine, ont vite raison de sa colère et de sa rébellion ; le raisonnement achève l'œuvre.

Très souvent, la séquestration dans un cabinet noir, comme la menace de l'intervention de méchants êtres, ont pour résultat de rendre l'enfant peureux pour de longues années. L'obscurité est, pour lui, pleine d'épouvantements, il ne peut sup-

porter la solitude, il s'y voit environné de fantô-
mes. Les enfants qui n'ont jamais été systémati-
quement effrayés sont hardis et braves — comme
il convient à des hommes. Ils ont une belle santé,
leurs nuits ne sont jamais troublées, et leur regard
reste droit et franc.

EN ATTENDANT LE MÉDECIN

Avant l'arrivée du Médecin

Les accidents surviennent toujours brusquement et beaucoup d'indispositions sont soudaines. Dans ces deux cas, on voit souvent l'entourage du malade ou du blessé s'affoler, surtout lorsqu'on est éloigné du médecin. Manquant de sang-froid, on est impropre à porter secours. Mais pourquoi perd-on ainsi toute présence d'esprit et le calme nécessaire, c'est qu'on ignore les moyens à employer pour soulager la personne atteinte, pour empêcher le mal de s'aggraver en attendant le médecin... dont il faut demander tout de suite l'assistance, le temps pouvant être très précieux.

Nous avons dit que nous n'avions jamais la prétention d'instituer un traitement quelconque. Mais dans quelques cas que nous allons passer en revue, nous pensons faire œuvre utile en donnant quelques conseils simples et pratiques qui peuvent enrayer le mal jusqu'à l'arrivée du médecin.

Mettons d'abord en garde contre les médications intempestives, car, s'il est trop de personnes qui perdent la tête en ces circonstances, il en est d'autres qui ont trop de confiance en elles et qui se permettent d'user de médicaments contraires ou appliqués d'une façon irrationnelle, créant ainsi des complications véritables. Quand on agit avec cette regrettable assurance présomptueuse, on risque d'irriter des régions qui demandaient tout autre traitement, des plaies qui auraient guéri d'elles-mêmes.

Le médecin appelé doit parfois soulever un emplâtre, un vésicatoire qui n'a que faire là où on l'a placé, qui va gêner l'exploration peut-être nécessaire, ou rendre peu aisée la désinfection si une opération est à pratiquer.

« Avant tout ne pas nuire », tel est l'axiome médical que tout le monde devrait méditer. Cette partie de notre livre sera donc bonne à étudier par chacun de nous dans les jours unis, on sera prêt, alors, pour les circonstances difficiles que tous nous traversons ou moins une fois dans notre vie.

La première émotion passée on doit savoir ce qu'il faut faire jusqu'à l'arrivée du praticien... qui peut être retenu plus longtemps qu'il ne le voudrait peut-être lui même, avant d'accourir auprès du malade. Et l'émotion éprouvée sera moins vive et moins durable, par la raison qu'on aura conscience de pouvoir remédier au mal... en *se bornant* à prendre les soins et les précautions que nous allons indiquer. Ce sera faire beaucoup, si on ne s'abuse pas sur le petit savoir acquis, et le médedecin se félicitera toujours de l'aide modeste et intelligente qu'on lui aura donnée.

Nous dirons donc comment il faut agir, qu'on se trouve en présence d'une blessure et qu'un pansement doive être appliqué — ou que survienne une indisposition brusque, dûe à une cause quelconque.

Les symptômes

On nous avait demandé un chapitre sur les symptômes révélateurs des maladies.

Mais nous avons hésité à accéder à ce désir, pour des raisons qui ont été reconnues excellentes.

En effet, il est des symptômes communs à plusieurs sortes d'affections. En les décrivant, nous risquerions d'égarer le jugement des personnes chargées de soigner les malades, de leur faire prendre une maladie pour une autre. On s'imaginerait, parfois, avoir affaire à une indisposition légère, à une affection bénigne et, se croyant suffisamment éclairé par les lumières demandées à notre petit livre, on risquerait souvent de laisser se développer un mal grave, qui aurait pu être enrayé dès le début.

Il existe trop de gens déjà, qui présument beaucoup de leur intelligence et de leur expérience, qui se mèlent de diagnostiquer une maladie, retardant le recours au praticien ; qui prescrivent des remèdes intempestifs avec une désinvolture et une imprudence très coupables. Il ne faut pas augmenter la trop grande assurance de ces personnes téméraires.

Nous donnons quelques instructions pour soigner les malades, mais on remarquera que nous prescrivons toujours l'appel au médecin. Mieux vaut le déranger pour peu de chose, — il pardonnera toujours cet excès de zèle, — que de le prévenir trop tard.

C'est à lui à se prononcer sur les symptômes observés. C'est au moyen des symptômes qu'il forme son diagnostic, en le corroborant de l'auscultation et autres opérations qui lui fournissent des indices, mais auxquelles les profanes ne pourraient se livrer avec fruit, n'ayant à leur service ni la science ni la pratique.

Je ne saurais trop inspirer la crainte de se tromper à ceux qui entourent un malade. La crainte est le commencement de la sagesse. Personne ne s'est jamais repenti d'être prudent, voire même un peu timoré.

Disons donc au médecin tout ce que nous avons vu, tout ce que nous avons constaté, nous pourrons l'aider un peu à se former une opinion. Mais restons dans notre rôle. Ne nous permettons pas de juger en dernier ressort ni, surtout, d'agir de notre autorité privée.

De quelques précautions à prendre

Nous ne parlerons pas de ces précautions banales que chacun doit avoir à l'esprit, celles qui consistent à placer hors de la portée des enfants des lampes, des substances chimiques, des tisons, des allumettes, etc. On ne saurait trop veiller à mettre ces chers innocents à l'abri du danger avec lequel ils jouent parcequ'ils l'ignorent, et la première chose à faire serait de leur enseigner à le redouter. Mais on ne pense pas à leur faire craindre le danger réel, on n'éveille en eux que la peur des dangers imaginaires, surnaturels.

Revenons aux précautions à prendre dans d'autres cas. On peut avoir à manier, auprès des malades, certains produits dangereux ou se servir d'appareils demandant quelque surveillance.

Nous répéterons encore ici que : les vapeurs de l'éther s'enflammant, il faut éviter de verser cette substance dans le voisinage de la flamme du foyer ou d'une lampe.

Ceux qui soignent une personne paralysée, ou à peine réveillée à la suite d'une opération, ou après une syncope, s'assureront que la boule qu'ils lui auront mise aux pieds, ou la brique qu'ils auront déposée dans son lit, n'est pas trop chaude, ne risque pas de brûler un malade, qui ne percevrait pas tout de suite la douleur, ses sensations n'étant pas très vives.

Recommandons à ceux qui se trouveraient en présence d'une personne affolée, dont les vêtement seraient en feu, de ne pas s'attarder à jeter de l'eau sur la malheureuse créature, mais de l'envelopper dans une couverture, un tapis, un rideau de laine et, ce, aussi étroitement que possible. C'est le moyen le plus sûr et le plus rapide d'éteindre les flammes. Il faudrait qu'il fût connu de tout le monde.

La syncope

La syncope consiste dans la perte de connaissance. Elle est due à une anémie du cerveau d'ordre nerveux. On la voit se produire à l'occasion d'une émotion très vive : douleur morale, frayeur ; ou d'une souffrance aiguë : un coup porté dans une région très sensible, le creux de l'estomac, l'abdomen, le sein. Elle survient encore au cours d'une hémorrhagie ou après une hémorrhagie.

Le visage pâlit, les lèvres sont pincées, les pupilles dilatées, les yeux entr'ouverts ; la respiration s'arrête, et le malade perdant conscience de lui-même, de tout ce qui l'entoure, s'affaisse, ne donne plus signe de vie.

Que fera une personne présente à cet accident ?

Elle couchera le malade la tête basse, (si le malade s'est évanoui dans un fauteuil, elle l'étendra à terre de tout son long), puis elle lui donnera de l'air, lui flagellera la figure avec un mouchoir trempé dans de l'eau froide. Elle fera également respirer des sels, du vinaigre, lorsque la respiration tendra à se rétablir. Enfin, elle desserrera le plus vite possible les vêtements très ajustés, et à l'aide de frictions exécutées avec une flanelle chaude, elle réchauffera le malade.

Quand la syncope survient à la suite d'une chute de voiture, d'un accident de chemin de fer, le malade doit être l'objet de beaucoup de soins, car il peut être, pendant quelques jours, sous le coup d'une stupeur très accentuée. On ne négligera pas les soins généraux les boissons alcoolisées, kirsch, cognac et encore mieux le thé ou le café.

L'embarras gastrique. - Indigestion

L'embarras gastrique survient soit après un repas trop copieux, soit à la suite de l'ingestion de boissons ou d'aliments de digestion difficile.

Il se produit, alors, des nausées accompagnées d'une sensation de brûlure au creux de l'estomac.

Si le rejet des aliments s'effectue de lui-même, en quelque sorte sous l'influence des nausées, un soulagement immédiat se manifeste et après une journée de diète, adoucie par quelques boissons légères, l'indisposition a disparu entièrement.

Mais, parfois, l'indigestion se dessine lentement et, durant quelques heures, le malade éprouve un malaise extrême. Le visage pâlit, se couvre de sueur et chez quelques sujets nerveux surviennent des accès d'étouffement et des crises de nerfs. Pour les enfants, il y a lieu quelquefois, de redouter les convulsions.

Débarrasser l'estomac de son contenu est la première chose à faire. On donnera donc un vomitif quelconque, de l'eau chaude à défaut d'autres substances. Puis on fera prendre du thé chaud ou de la limonade. Le lendemain, il faut purger le malade.

Quand les douleurs au creux de l'estomac tendent à persister, on peut appliquer, pendant quelques instants une compresse d'eau froide, dans la région de l'estomac. La révulsion qui en résulte fait cesser très promptement la souffrance, et le remède n'offre aucune sorte de danger.

Le meilleur moyen d'éviter l'embarras gastrique c'est de manger et de boire avec une grande modération, de pratiquer une sobriété extrême. Rappelons que la sobriété est une vertu et fait partie de l'élégance morale. Elle a aussi de grands avantages au point de vue physique, elle est conservatrice de la sveltesse des formes, de la beauté du teint et des traits.

Mais il est juste de dire que des gens, qui n'ont rien à faire avec la gourmandise, sont parfois en proie à l'embarras gastrique. C'est qu'ils ont absorbé, même sous une petite dose, un aliment ou une boisson contraire à leur idyosincrasie. Ces personnes doivent donc s'étudier, et éliminer de leur alimentation toute substance qui leur a causé un trouble sérieux d'estomac.

Empoisonnement par les champignons et les coquillages

Cet accident est malheureusement assez fréquent. En conséquence, nous avons jugé bon d'en dire quelques mots.

Pour l'empoisonnement par les champignons, les symptômes s'accusent une demi-heure ou une heure après qu'on a ingéré cet aliment. Ce sont des coliques violentes, des nausées, des vomissements, des sueurs plus ou moins abondantes, le refroidissement des extrémités.

On donnera tout de suite un vomitif : de l'ipéca ou une cuillerée à bouche de farine de moutarde. On n'accordera pas d'eau à boire, de crainte de diluer le poison et d'en rendre l'absorption plus facile. Il restera à administrer une purgation à l'huile de ricin, 40 grammes environ.

Le traitement serait le même si l'empoisonnement était dû aux coquillages. Mais on userait ensuite largement du régime lacté pour éliminer le toxique.

Pour les deux cas, il est bon de veiller à ce que le malade ne se refroidisse pas. On place des boules d'eau chaude ou des linges chauds aux pieds et sur les côtés ; on pratique des frictions sèches sur tout le corps, et on applique des sinapismes aux jambes et aux membres.

Il est entendu qu'on a appelé un médecin immédiatement. Mais en l'attendant et si il tarde surtout, on peut donner les soins que nous venons d'indiquer.

Empoisonnement par les allumettes phosphorées et les acides

Ce sont surtout les enfants que nous avons en vue dans ce chapitre. On sait qu'ils ont l'habitude de porter à leur bouche tout ce qui se rencontre sous leur main, aussi bien les allumettes que les bonbons, aussi bien les produits chimiques destinés à détruire les souris que les gâteaux.

Le remède ici est encore le vomitif. A défaut, on peut provoquer le vomissement en excitant l'arrière-gorge. Puis on fera avaler au petit malade de l'eau albumineuse — de l'eau dans laquelle on a délayé des blancs d'œufs. Enfin, un très bon moyen de les débarrasser du poison consiste à leur faire prendre, tous les quarts d'heure, deux gouttes d'essence de térébenthine dans de l'eau sucrée.

S'agit-il d'acides ? L'eau de savon est le contre-poison par excellence. Si on a de la magnésie calcinée sous la main, on peut aussi l'employer. On en donnera une cuillerée à soupe environ. Enfin, le malade sera exclusivement alimenté au moyen de blanc d'œufs, de tisane d'orge et d'eau albumineuse.

Les petites Hémorrhagies

A la suite de chute, de blessures par des instruments tranchants, il survient parfois une hémorrhagie.

Le sang s'écoule-t-il lentement « en bavant », pour ainsi dire, selon l'expression des chirurgiens, un lavage à l'eau très chaude (45°) ou froide et, surtout, une compression de quelques instants effectuée à l'aide d'un tampon, suffit pour l'arrêter. Autrefois, on utilisait volontiers à cet effet le perchlorure de fer. Mais il produit des escarres dont la chute donne lieu, parfois, à des hémorrhagies secondaires plus importantes que l'hémorrhagie primitive. Aussi en déconseillons-nous l'emploi.

L'eau vinaigrée et alcoolisée, et surtout l'eau additionnée d'un peu d'antipyrine (5/100) auraient raison de ce genre de petites hémorrhagies, si la compression ne paraissait pas donner un résultat durable ; dans ces circonstances si la blessure siège au pied ou à la main, la simple élévation du membre suffit fréquemment à arrêter l'écoulement et, dans tous les cas, seconde fort bien le genre de médication choisi.

Quant aux toiles d'araignée, leur secours est indéniable, mais elles ont le très grave inconvénient d'être malpropres. Un petit tampon d'amadou rendrait de meilleurs services, tout le monde sait que cette substance a des propriétés hémostatiques, c'est-à-dire qu'elle arrête le sang. Mais avant tout, c'est à la compression qu'il faut recourir, et à plus forte raison quand c'est une veine qui saigne. Tous les moyens précédemment indiqués devraient être mis en vigueur et quand le sang serait arrêté, on ferait un pansement propre et compressif, pour prévenir le retour de l'hémorrhagie et, en même temps, empêcher la plaié de s'irriter. Si tous les soins échouaient, c'est qu'une ligature serait nécessaire ou que la plaie devrait être recousue, et on n'hésiterait plus à appeler le médecin.

Bien plus grave serait la section d'une artère, car à moins qu'elle ne soit d'un très petit calibre, les hémostatiques et la compression simple sont impuissants. L'écoulement du sang d'une veine est rythmé, c'est-à-dire régulier; lorsqu'il s'agit d'une artère, le sang jaillit avec force, par mouvements saccadés, en abondance. Comprime-t-on la partie atteinte un peu au-dessus de la blessure, l'écoulement se ralentit, peut cesser momentanément, si l'on agit énergiquement... pour reparaître dès qu'on interrompt les soins et la répression.

Dans ce cas d'une artère coupée, rompue, il faut se contenter d'arrêter le sang autant que possible et, bien qu'un pansement un peu serré suffise quelquefois, — quand l'hémorrhagie affecte les doigts, par exemple, — on ne doit pas hésiter à demander l'aide d'un médecin, car une ligature est nécessaire la plupart du temps.

En attendant l'arrivée du docteur, on aura recours soit à la compression locale, à l'aide d'un tampon très propre appliqué au niveau même de la plaie, en appuyant fortement. Si cette compression n'était pas efficace ou pas suffisante, on serrerait le membre blessé au moyen d'un lien, un peu plus haut que la plaie.

Cette dernière méthode ne peut être que tout à fait temporaire et provisoire. Une constriction aussi énergique, qui durerait quelques heures, pourrait amener des désordres sérieux.

Le Pansement

Lorsqu'on veut panser une plaie, il faut généralement viser à faire de l'antisepsie et, si cela est possible, de l'asepsie.

Voilà deux grands mots. Mais qui ne les connaît aujourd'hui et ne comprend leur signification ? Nous voulons dire qu'on doit purifier les plaies si elles ont été infectées par les objets qui ont pu les produire ou être en contact avec elles, et ne pas les souiller si elles n'ont pas été contaminées.

Cette dernière hypothèse se réalise peu souvent, la plupart du temps les accidents de ce genre résultent de blessures dûes à des pierres, clous, couteaux, etc., malpropres au sens médical du mot, cette malpropreté peut donner lieu à la suppuration.

Les pansements dits humides, c'est-à-dire constitués à l'aide de compresses trempées dans une solution antiseptique, conviennent aux plaies qui ont tendance à suppurer. Mais il ne faut pas les maintenir indéfiniment; ils deviennent inutiles quand l'inflammation a disparu et quand le pus s'est tari, car ils ramolliraient les tissus et retarderaient la cicatrisation.

Mais nous n'en sommes pas encore là; revenons aux premiers instants.

La personne qui opère un pansement doit se laver minutieusement les mains à l'eau bouillie, si cela est possible, puis dans un peu d'eau phéniquée (40/100) ou de liqueur Van Swieten. L'eau boriquée, d'un usage courant est un antiseptique faible, mais il a cet avantage de ne pas être un poison comme les autres.

On procède alors au nettoyage de la plaie, enlevant la terre, les poussières, les écharpes si elles sont apparentes et on fait couler un peu de la so-

lution antiseptique, pour entraîner ces corps
étrangers. On applique ensuite des compresses de
toile fine, imbibées d'eau boriquée ou phéniquée.

Par dessus on pose un morceau d'imperméable,
afin d'empêcher l'évaporation du pansement et,
en conséquence, de prévenir sa dessication trop rapide. On termine par une couche d'ouate, pour
filtrer les poussières, et par une bande qui maintient le tout.

Tous les jours ou deux fois par jour, si cela est
nécessaire, on renouvelle l'appareil. Au bout d'un
certain temps si la blessure a bon aspect, on sup-
prime tout cela pour y substituer un pansement
sec.

Mais si la plaie présentait une certaine gravité
ou une complication, le médecin devrait être le
seul juge du mode de pansement à faire.

Quant aux substances à utiliser, il convient
d'en surveiller l'emploi, d'en user avec circonspection. La liqueur Van Swieten peut irriter les
peaux délicates; dans un cas de ce genre, on
laverait la plaie au moyen de ce médicament,
mais les compresses à poser sur la blessure ne
seraient imbibées que d'eau boriquée.

L'eau phéniquée, excellent désinfectant et qui
cautérise assez profondément, ne peut être employée d'une façon continue pour panser les
doigts. Sous l'influence d'un pansement humide

demandé à cette substance, on a vu survenir — les pansements s'étant prolongés — la gangrène des tissus.

L'eau boriquée convient très bien pour les blessures du visage et dans la région des yeux.

Lorsque la suppuration n'est pas à craindre, ou quand elle a disparu si elle existait antérieurement, on peut se borner au pansement sec. Après avoir touché très légèrement la plaie avec une très petite quantité des solutions indiquées, on les couvre *très légèrement* aussi de poudre antiseptique : Iodoforme ou mieux.

Iodoforme
Aristol } mélangés à parties égales.

Cette dernière préparation, l'aristol, tempère l'action parfois irritante de l'iodoforme, qu'on emploierait peut être en trop grande quantité.

On obture ensuite l'orifice au moyen de gaze iodoformée ou salolée ; à défaut avec un linge fin très propre. Au-dessus de ce linge, de la ouate hydrophile. Une bande maintient ce pansement, on la serre *un peu*.

Si le malade n'éprouve pas de douleur au niveau de sa plaie, s'il n'a pas de fièvre, on peut laisser le pansement en place pendant deux et trois ou même quatre ou cinq jours; de cette façon on laisse se constituer la cicatrice. En refaisant trop tôt un nouveau pansement, on risquerait d'arracher la cicatrice.

Pris au dépourvu, c'est-à-dire manquant d'antiseptiques on se servirait d'eau bouillie simplement additionnée d'alcool, d'Eau de Cologne, d'un vinaigre de toilette.

Une dernière recommandation

Ajouterons-nous un conseil tout pratique, mais qui pourra paraître bien superflu aux personnes soigneuses et accordant leur attention à toutes choses.

Les liquides et les objets qui servent aux opérations, pansements. etc., doivent être d'une propreté *excessive*, (je souligne à dessein). Il y va parfois de la guérison de la plaie, du succès du chirurgien.

J'ai vu le docteur M... se mettre dans un état d'impatience tout-à-fait contraire à la douceur de son caractère, parce qu'une femme à laquelle il avait demandé de l'eau chaude pour procéder au lavage d'une blessure, s'avisa d'y tremper le doigt pour savoir si le liquide était à la température voulue.

Autour du malade, pour tout ce qui le concerne, la propreté est d'une rigoureuse nécessité... Et dans la vie ordinaire, on s'épargnerait une foule d'inconvénients, de malaises et de petits maux, si on rendait à cette demi-vertu — la propreté — le culte fervent auquel elle a droit.

Blessures par les armes à feu

Au cours d'une partie de chasse, en tirant au revolver, en maniant des armes qu'on croyait déchargées ; il arrive trop souvent qu'on soit blessé, ou qu'on se blesse. A l'époque des plaisirs cynégétiques, au moment des vacances, que de fois on a des accidents de ce genre à déplorer.

Le médecin n'est pas là : on ne le trouve pas, généralement, en compagnie des gens qui s'amusent. En l'attendant, le blessé ne peut rester privé de soins.

Si c'est la poitrine qu'une balle a atteinte, il faut prendre des précautions infinies pour le transport du blessé, soit pour le relever, soit pour le coucher, afin de ne pas augmenter l'hémorrhagie interne qui tend à se produire. Cette hémorrhagie peut tarir, grâce à l'immobilité absolue, mais elle recommencerait si le blessé était secoué d'une façon quelconque.

Ici, plus qu'en aucune partie du corps, on lavera doucement la plaie et on posera un bandage qui la bouche. Une serviette passée autour du corps — avec de très grands ménagements — suffira en attendant mieux.

A moins qu'elle n'atteigne le cœur, la tête, l'abdomen, la balle de revolver, quand elle n'est pas d'un fort calibre, n'amène pas de désordres très graves.

Mais serait-elle apparente, la verrait-on sous la peau, il faut se garder d'essayer de la retirer. On risquerait de la faire enfoncer davantage, de blesser un vaisseau important par des manœuvres intempestives.

Jusqu'à ce qu'on ait pu se procurer les soins éclairés du médecin, on lavera la plaie avec une solution antiseptique quelconque : eau boriquée, phéniquée, eau salée, voire même une eau de toilette étendue d'eau bouillie. Si il y a gonflement, comme cela se voit généralement, surtout si la balle a atteint le creux de la main, il y a lieu de maintenir constamment des compresses humides sur l'endroit affecté.

Tout le monde peut donner des soins aussi simples, dont le médecin appréciera pourtant l'importance ; ils auront atténué le mal, qui aurait pu s'aggraver beaucoup, jusqu'à son arrivée.

Les Fractures .

Nous ne nous étendrons pas sur ce sujet important, il est entièrement de la compétence du médecin. Nous ne pouvons que donner ici quelques conseils pratiques qui permettront d'attendre l'arrivée du docteur.

Une fracture, tout le monde le sait, c'est la cassure d'un os. Elle est causée par une chute d'un lieu élevé, un choc direct, un excès de pression ou de torsion.

Les symptômes peuvent se résumer à ceux-ci : douleur au niveau de la fracture, épanchement sanguin plus ou moins considérable dans son voisinage, gonflement et, enfin, impotence fonctionnelle du membre.

Si la fracture existe à la poitrine, les mouvements de la respiration sont extrêmement douloureux, plus douloureux même que les pressions qu'on pourrait exercer à l'endroit qui a supporté le choc.

Il ne faut pas s'attarder à rechercher ces signes; si on a le moindre doute, il est mieux, à tout hasard d'immobiliser le malade, et si c'est un membre qui est fracturé, de poser ce membre sur un coussin.

(L'idéal serait de le placer dans une gouttière garnie de coton, mais rarement, dans le premier moment on a ces appareils à sa disposition).

Si il y a plaie, on la recouvrira de compresses antiseptiques ou, tout au moins, on la lavera avec de l'eau bouillie. En somme, on met tout en œuvre pour ne pas accentuer la fracture en imprimant au membre des mouvements ; mais c'est faire beaucoup, en attendant des soins définitifs.

Cependant, si c'est la poitrine qui a été contusionnée, si l'on craint que les côtes ne soient brisées, on appliquera un bandage de corps, c'est-à-dire une serviette fortement serrée autour du thorax (cage de la poitrine), afin de limiter les mouvements respiratoires. Cette précaution a pour effet d'empêcher les morceaux des côtes fracturées de frotter l'un contre l'autre et d'éviter la douleur qui résulte de ce jeu des fragments.

En même temps, on remonte le blessé par quelques toniques, — j'ai vu donner un verre de kirsch, — s'il a des tendances à la syncope, comme cela arrive sous l'influence de la peur et de la souffrance.

Les contusions

La contusion résulte d'un choc ou d'une pression sur un point du corps ; soit qu'on ait fait une chute sur un objet solide, l'angle d'un meuble, une marche d'escalier, etc. ; soit qu'on ait été atteint par un objet dur projeté avec violence.

La contusion légère est caractérisée par une douleur sourde, suivie d'une sensation d'engourdissement, surtout si, à la partie frappée, se trouve un nerf un peu fort. La peau peut présenter du gonflement et si le coup a été un peu violent, une petite tache noire survient, dûe à l'épanchement du sang qui constitue l'ecchymose.

Quelques compresses d'eau froide ou, mieux, d'eau blanche, une légère compression exercée au niveau de la contusion, peuvent faire résorber le sang qui tendrait à s'épancher. Malgré cette précaution l'ecchymose peut se produire. Elle met ordinairement plusieurs jours à disparaître sans laisser de traces.

Quelquefois cependant, l'épanchement sanguin est plus considérable. La douleur est, alors, plus vive, et une surélévation violacée de la peau ne tarde pas à apparaître assez souvent ; la suppuration est à craindre. Il faut avoir soin de bien nettoyer la région qui a subi le choc et appliquer, comme nous le disions précédemment, un pansement humide, avec légère compression. Si on dispose d'une bande élastique, on l'utilisera avantageusement à cet effet, mais en prenant la précaution d'étendre sur le membre une couche de ouate assez large, pour que la compression soit uniforme, c'est-à-dire que la bande ne serre pas plus à un endroit qu'à l'autre.

Lorsque ces ecchymoses se produisent à la suite d'un choc grave, dans certaines régions : à la tête, derrière l'oreille, autour des yeux, après une chute, sur le nez ou à une certaine distance du point lésé, on peut craindre une fracture et on doit appeler le médecin sans retard.

Enfin si à la suite d'un coup violent, d'un accident de voiture, les chairs étaient mises à nu, si la peau était éraflée sur une certaine étendue, en attendant l'arrivée du docteur, on laverait légèrement la plaie au moyen d'eau phéniquée 1/1000 ou d'eau boriquée; avec de l'eau bouillie, à la rigueur.

On maintiendrait sur la plaie des linges fins imbibés de ces mêmes solutions, on coucherait le blessé en un lieu convenable.

Dans le transport, on lui éviterait les secousses, les mouvements brusques, qui aggraveraient le mal s'il y avait perte de sang ou fracture. Une boisson stimulante, thé, grog, café, vin de champagne, aurait un effet excellent ; on administrerait donc au blessé celle qu'on pourrait se procurer.

Les Brûlures

Occasionnées par des causes très diverses, les brûlures, en leurs différents genres, sont malheureusement un accident trop fréquent.

Tantôt c'est un enfant qui renverse sur lui un vase d'eau en ébullition, une cuisinière qui se brûle avec de la graisse ou de l'huile très chaude ; c'est une personne qui, se tenant près du foyer, laisse, par inattention, ses vêtements s'enflammer. Ou il s'agit d'une explosion de gaz ; une lampe éclate et met le feu aux objets environnants... Enfin, il y a l'ingestion de liquides presque bouillants, de thé ou de lait trop chauds. Nous n'oublierons pas le cas pourtant assez rare, des brûlures parfois très étendues, faites par les caustiques chimiques, comme les acides.

Il est bon que la mère, la maîtresse de maison puisse, sur le champ, apporter un remède au mal, le soulager au moins, en attendant que le médecin arrive.

La gravité des lésions dépend de leurs dimensions et des régions du corps où elles se sont produites. Il est bien certain qu'une brûlure intéressant l'œil de façon sérieuse est plus redoutable que celle qui atteint un doigt, par exemple.

Quand la brûlure ne se manifeste que par un peu d'érythème, c'est-à-dire par une légère rougeur, comme cela arrive lorsqu'on saisit un objet très chaud, un tisonnier ou le tablier d'une cheminée qu'on veut relever, une simple immersion de la main dans de l'eau froide suffit pour calmer la douleur. Un peu d'huile rend le même service dans ces cas sans gravité. On peut également se servir des pâtes de toilette adoucissantes parmi les meilleures connues ou, plus simplement encore de vaseline boriquée.

Mais la brûlure est souvent plus vive, plus étendue. Elle a peut-être atteint une partie du corps recouverte par des vêtements. Il ne faut pas chercher à retirer ces vêtements si ils sont ajustés. On risquerait d'enlever, en même temps, des lambeaux d'épiderme, d'augmenter la douleur en mettant les plaies à nu, d'enflammer ces plaies en les exposant à l'air et aux poussières. On découpera avec des ciseaux, l'étoffe qui fait en quelque sorte corps avec la brûlure, en ayant soin de ne pas déchirer les cloques qui se seront formées sur la peau, quelque temps après l'accident. Au moyen d'une fine aiguille passée à la flamme pour la purifier, ces vésicules seront percées à leur partie déclive, en évitant toujours d'enlever l'épiderme soulevé, pour les raisons que nous avons dites tout-à-l'heure. On procède ensuite au pansement.

Autrefois on employait des cérats, on leur a substitué des pommades antiseptiques. Mais il faut combattre à la fois la douleur et l'inflammation de la plaie, aussi se servira-t-on de substances qui permettent d'arriver à ce double but. Les compresses enduites de vaseline boriquée additionnée d'un peu d'antipyrine et de cocaïne donnent de bons résultats.

Acide borique . . . . 3 grammes
Antipyrine. . . . . 2 —
Cocaïne. . . . . 1 —
Vaseline. . . . . 40 — .

A défaut de cette pommade imputrescible, qu'il serait nécessaire d'avoir toujours sous la main, la vaseline boriquée suffirait.

Les compresses doivent être couvertes d'un imperméable, sur lequel on pose un manchon d'ouate. Une bande maintient le tout.

On évitera de laver les plaies avec des solutions antiseptiques fortes, ce serait douloureux et même dangereux, à cause de l'absorption du poison par les surfaces dénudées. Du reste, il ne faut pas oublier que les pansements humides retardent la cicatrisation. En conséquence on ne se servira pas, d'une façon suivie, à moins que le médecin ne le conseille, de compresses mouillées dans des solutions antiseptiques même faibles.

Ajouterons-nous que lorsque l'accident a le moindre caractère de gravité, on doit prévenir tout de suite le docteur, nous ne nous permettons de donner, ici comme ailleurs, que des conseils utiles pour les cas urgents.

A la campagne, dans la prévision des accidents dont nous parlons, il est bon d'avoir toujours à sa disposition la préparation suivante :

Vaseline.	50 grammes
Acide borique.	5 —
Antipyrine.	4 —
Iodoforme.	1 —

Elle a l'inconvénient de répandre une odeur pénétrante et désagréable, mais elle est très efficace et peu toxique.

Voici comment il faut l'appliquer : On prend des linges fins, qu'on double de façon à avoir une certaine épaisseur, sans cette précaution la pommade passerait à travers : On les trempe dans de l'eau boriquée, on les exprime, puis on enduit la compresse d'un peu de notre pommade, sur le coté à poser sur la plaie. Ayant ainsi revêtu la surface malade, on met, par-dessus, un imperméable et un manchon d'ouate, sans oublier la bande qui doit tenir le tout.

On ne renouvelle le pansement que quatre ou cinq jours plus tard, afin de ne pas déranger la marche de la cicatrisation.

Quand les lésions ont peu d'importance ou quand la brûlure approche de la guérison, on peut se servir de poudre d'acide borique ou d'acide borique avec un peu d'antipyrine :

Acide borique finement pulvérisé	30 grammes.
Oxide de zinc.	2 —
Acide salicylique..	1 —
Antipyrine	1 —

Mais ce n'est que tout à la fin que nous conseillons ces poudres, ou dans des cas peu sérieux, car elles pourraient être irritantes, si la brûlure avait une certaine gravité.

Lorsque la brûlure est étendue à tout un membre et que la peau est sillonnée de traînées rouges, de nombreuses cloques, il n'est pas de meilleur remède que la balnéation continue. Un bras est-il tout endommagé, on le plongera dans un vase rempli d'eau boriquée à 30°. Une poissonnière constitue une baignoire parfaite pour le bras. Le bain, dans ces circonstances, est le seul mode de traitement à employer, en attendant le pansement plus compliqué que fera le médecin, s'il le juge nécessaire. Cette médication si simple est peut-être la meilleure.

Faut-il à titre de mémoire, dire un mot des pansements humides faits à l'aide d'une solution d'acide picrique : 1 gramme pour 1000 d'eau distillée ? Ils peuvent être utilisés pour des brûlures légères. Mais ils colorent en jaune d'ocre les mains et les linges, ce qui est assez désagréable, la coloration persistant pendant un certain temps.

Le traitement local ne doit pas faire négliger l'état général du blessé.

Les gens auxquels arrivent de pareils accidents, s'ils sont impressionnables, tombent dans une sorte de stupeur. La syncope est alors à craindre. Il y a lieu de leur faire prendre du vin de Champagne, du café chaud, du thé additionné de punch ou de rhum. Si le malade s'évanouissait, on lui ferait respirer un peu d'éther. A défaut d'éther, quelques gouttes d'eau de Cologne ou des sels.

Au contraire, si le blessé est sous le coup d'une excitation nerveuse, assez accentuée, il réclame des calmants : tilleul, infusion de fleurs d'oranger.

Il faut aussi lui procurer le calme moral.

On écartera les visiteurs, on le rassurera sur la gravité de son mal et les suites possibles. Enfin, on ne cédera pas, si c'est le visage qui est atteint, au désir qu'il pourrait manifester de juger par lui-même de son état au moyen d'un miroir. Parfois, si on a affaire à des femmes, par exemple, une véritable crise de nerfs peut s'ensuivre, au cours de laquelle on voit la malade défaire ses pansements, aggraver les lésions en se débattant.

Brûlures de la bouche et des lèvres. — Les brûlures de la bouche et des lèvres sont, la plupart du temps, légères, sans aucune gravité. A la simple approche d'un liquide ou d'aliments trop chauds, il se produit, en général, un mouvement des lèvres tout de défense, de recul, qui empêche le contact prolongé — èt par conséquent nuisible — des substances brûlantes avec la muqueuse.

Quelquefois, cependant, les lèvres peuvent être endolories pour quelques heures et la sensation est assez pénible. De simples applications d'eau fraîche, un peu de vaseline boriquée suffiront pour calmer le malaise. Si c'est l'intérieur de la bouche qui a été atteint, on se gargarisera au moyen d'eau de guimauve ou d'eau boriquée, et cela, procurera un adoucissement de la souffrance éprouvée.

Les enfants, les malades que l'on fait boire à l'aide d'aiguières à long bec sont parfois victimes de l'imprudence des gardes, qui ne s'assurent pas du degré de chaleur auquel se trouvent les liquides qu'elles versent ainsi dans la bouche. Il serait pourtant bien facile de se rendre compte de la température des tisanes qu'on administre. La plus vulgaire prudence enseigne de prendre cette précaution, faute de laquelle on risque d'occasionner des souffrances ajoutées à celles que le malade éprouve déjà, — et peut-être des accidents plus ou moins graves.

Quand, par inattention, la chose arrive, une alimentation froide et liquide suffit à atténuer le mal le plus souvent, et si la douleur est trop vive, on peut utiliser — pour les adultes, du moins — le collutoire suivant, avec lequel, deux fois par jour, au début des repas, on badigeonne la surface malade.

Chlorydrate de cocaïne. .   o gr. 25
Résorcine . . . .   3 grammes
Glycérine . . . . . . : . .   50   —

Brûlures par les acides. — On a vu plus d'une fois que, par mégarde, une grande personne ait avalé une solution d'acide : Par exemple, dans une chambre noire où l'on développe des clichés de photographie, dans une cuisine où une bonne imprudente laisse au milieu de liquides comestibles, des flacons qui contiennent des acides employés pour les nettoyages. Les enfants surtout sont fréquemment victimes de ces erreurs, lorsqu'on laisse à leur portée ces substances dangereuses.

Si le liquide corrosif n'a fait que toucher légèrement les lèvres, il en résulte une macération peu importante des tissus, qui n'a aucune suite fâcheuse.

Mais l'absorption d'une certaine quantité de la solution peut déterminer des accidents graves.

Alors, il faut neutraliser l'acide le plus promptement possible, afin d'éviter son contact prolongé avec les organes. On ferait prendre au malade des blancs d'œufs, du bicarbonate de soude ou une eau alcaline : Eau de Vichy, eau de Calzan. Le lait, qui retient l'acide, est à utiliser. Si on n'avait rien de tout cela sous la main, il faudrait recourir à l'eau pure, qui, prise en grande quantité, diluerait le poison, atténuerait ses effets.

Brûlures par le gaz d'éclairage. — La brûlure occasionnée par une explosion est, en général peu profonde, mais elle peut être assez étendue et elle est habituellement très douloureuse. La vapeur peut brûler d'une façon analogue.

Comme remède immédiat, susceptible de calmer rapidement la douleur, nous indiquons les compresses imbibées d'eau boriquée, additionnée de laudanum dans les proportions suivantes :

> Eau boriquée, un litre
> Laudanum   15 gr.

Toutefois, si le blessé avait aspiré des vapeurs brûlantes, il ne faudrait pas tarder à envoyer chercher le médecin, car bien souvent l'arrière-gorge gonfle et l'asphyxie peut survenir. L'intervention chirurgicale est, alors, nécessaire pour conjurer le danger. En attendant l'arrivée du médecin, on maintient des compresses froides autour du cou du malade, et on lui fait sucer de petits morceaux de glace, ou boire, de temps à autre, de petites gorgées d'eau très fraiche.

Les Coupures

C'est avec des instruments plus ou moins tranchants que sont faites les coupures : couteau, canif, scie à découper, éclat de verre. Moins la lame est acérée, plus la douleur est vive, car il se produit alors une véritable déchirure de la peau. Mais cette douleur persiste peu de temps. Quant à l'écoulement du sang, une compression de quelques minutes, des lavages à l'eau boriquée ou phéniquée, plus simplement à l'eau salée chaude, suffisent pour l'arrêter.

Il peut se faire qu'un vaisseau d'une certaine importance soit coupé. Alors les soins du médecin sont nécessaires. En les attendant, on obture la plaie, au moyen d'un pansement un peu serré, qu'on fera comme nous allons l'indiquer : On lave minutieusement la coupure avec une des solutions indiquées plus haut, ou avec un peu d'eau bouillie additionnée de cognac. On la recouvre soit d'un peu de taffetas, soit de poudre d'iodoforme ou de salol, puis d'une bande.

Les mamans auront assez souvent l'occasion de guérir des coupures, insignifiantes la plupart du temps, mais qui causent une grande frayeur aux bébés, parce que le sang coule. Il est bon de profiter de ce moment pour leur enseigner la prudence, mais sans augmenter la terreur à laquelle ils sont en proie. En toutes circonstances, il faut se garder d'épouvanter les enfants.

Je ne veux pas oublier les piqûres d'aiguilles, ni celles qu'on peut se faire en se servant de ciseaux très pointus.

Ces petites blessures sont presque toujours sans importance, cependant, elles peuvent être le point de départ de panaris, parce qu'elles introduisent dans la plaie des impuretés.

Or, les panaris sont extrêmement douloureux et, parfois, ils compromettent le doigt atteint, — car ce sont le plus souvent les doigts qu'on se pique. On doit faire tremper la partie blessée dans une solution antiseptique : eau boriquée ou eau phéniquée chaude. Ce bain sera prolongé pendant quelque temps. Il aura pour effet immédiat d'atténuer la souffrance et il préviendra souvent l'inflammation de la piqûre.

Il peut arriver qu'au cours d'une promenade à bicyclette, par exemple, une personne tombe et

se blesse à la main avec une épingle sale, un clou
rouillé. Le bras peut enfler et la fièvre s'allumer.
C'est un véritable phlegmon qui semble se dessi-
ner et l'appel au docteur ne doit pas être retardé.

L'entorse

Un mouvement brusque et mal assuré, un faux
pas peuvent être le point de départ de cet
accident. Faut-il dire que c'est le déplacement
momentané de deux surfaces articulaires en contact, d'où résulte une distension des ligaments,
parfois même leur rupture, avec épanchement
autour de la région malade et gonflement douloureux de l'articulation.

L'entorse du pied est très fréquente, c'est pourquoi nous voulons en parler un peu. Ce qui dis-
tingue une entorse d'une fracture, c'est que la
douleur siège au milieu de l'articulation et non
sur les os avoisinants.

Pour diminuer le gonflement, on a tout de suite
recours aux compresses d'eau blanche ou d'eau-de-
vie camphrée. Mais le traitement par excellence
de l'entorse consiste dans le massage, dont on
doit faire une séance de vingt minutes chaque
jour. Dans l'intervalle, on enveloppe l'articulation
endolorie d'une bande de flanelle et l'on permet

quelques mouvements, mais en allant d'une façon progressive.

Sous l'influence du massage, tout rentre dans l'ordre rapidement. Si il persiste de la gêne quand, en apparence, le mal semble avoir disparu, on complète la guérison par quelques bains sulfureux.

Puis, si il s'agit d'une entorse du pied, il est bon de porter pendant un certain temps, des chaussures à talons bas et qui enferment bien la cheville. On a remarqué qu'à la suite de la distension dont nous avons parlé, les ligaments sont lâches, de là des récidives, si les précautions que nous indiquons sont négligées.

Les douleurs de dents

Ce n'est pas une maladie, mais les souffrances sont grandes toutes les fois qu'une dent est atteinte et, du reste, il peut s'ensuivre des troubles de la santé.

Les soins de la dentition sont d'une importance capitale. Il faut les donner aux enfants, dès leur âge le plus tendre.

On nettoiera donc soigneusement la bouche des bébés pour leur éviter ces caries précoces qui, en même temps qu'elles entraînent la chute des dents, occasionnent à ces pauvres petits des douleurs parfois intolérables.

Conservons-leur les dents dites de lait, le plus longtemps possible, pour qu'ils puissent bien mâcher leurs aliments et mieux s'en nourrir. On devine les malaises que produisent une mastication défectueuse et, partant, une digestion difficile.

Chez l'adulte, prévenir le mal est encore le plus sûr moyen de l'éviter. Non seulement il est indispensable de procéder à la toilette de la bouche, le matin au lever, mais, après chaque repas, il est bon de s'astreindre à quelques gargarismes destinés à enlever toutes les parcelles alimentaires qui peuvent séjourner entre les dents, dans les coins des gencives. On évite ainsi ces fermentations qui altèrent les dents et communiquent à l'haleine une odeur désagréable.

Pour les enfants, la brosse à employer sera douce, afin de ne pas déchirer leurs gencives encore tendres, ni impressionner leurs dents de texture délicate. Quant aux grandes personnes, elles doivent choisir une brosse un peu rude et se servir, comme dentifrices, des composés suivants, qui nous ont été indiqués par un savant professeur de l'École dentaire de Paris.

Elixir dentifrice antiseptique :

Résorcine, ...
Salol . . . . } de chaque 10 gr.

Eau de Botot. . . . . 1 litre.

Poudre dentifrice :

Carbonate de Magnésie . . .
Carbonate de chaux. . . . . } 100 gr.

Chlorate de potasse . . . . .
Borate de soude . . . . . . } 5 gr.

Quina gris. . . . . 50 gr.

Essence de menthe . . . . . . 20 gouttes.

Opiat dentifrice :

Carbonate de chaux. . . . .
    —   de magnésie . . . } 50 gr.

Poudre d'iris. . . . .
Borax pulvérisé. . . . . . . } 10 gr.

Quina gris. . . . . 15 gr.

Glycérine — quantité suffisante pour former une pâte.

Quelques gouttes d'eau oxygénée, dans un demi-verre d'eau peuvent être utilisées avec grand avantage. Par ce moyen la blancheur des dents, est facilement obtenue tout en prévenant la carie. C'est du reste un spécifique de la carie dentaire.

Si malgré tous les soins, ce mal sans grand danger mais si cruel se dessinait, il faudrait recourir tout de suite à la science d'un dentiste éclairé, qui saurait remédier à cet état de choses. Mais il est bon de ne pas ignorer que des pansements antiseptiques sont parfois nécessaires pendant longtemps, avant d'en arriver à une intervention active, telle que l'aurification ou l'obturation de la dent malade, par un procédé quelconque.

En attendant, contre la terrible rage de dents, nous conseillons l'emploi du remède suivant :

Appliquer sur la dent malade un petit tampon d'ouate imbibé de ce mélange :

Teinture de benjoin.	4 gr.
Extrait d'opium	2 —
Chloroforme.	2 —
Créosote pure	2 —

ou bien user de cette autre formule :

Teinture de benjoin.	4 gr.
Extrait d'opium	2 —
Chloroforme.	2 —

Enfin les dents sont-elles en trop mauvais état pour supporter les réparations telle que l'émaillage et l'aurification, tout traitement étant impuissant contre les horribles douleurs éprouvées, il faut se résigner à les faire enlever. On les remplace, chacun le sait, par des dents artificielles si admirablement faites aujourd'hui, qu'elles rendent au visage humain la beauté que la nature lui avait donnée, mais n'a pas su lui conserver. En outre, ces dents « fausses » remplissent toutes les fonctions des dents vraies.

Nous ne terminerons pas ce chapitre sans parler de la gingivite, qu'il faut bien prendre garde de laisser naître, puisque si les gencives deviennent malades, les dents sont tout de suite menacées.

Or, selon un savant professeur de l'École dentaire de Paris, qui s'oppose à ce que nous donnions son nom si connu, l'apparition de la gingivite serait due surtout à la production du tartre.

Il est donc nécessaire de tenir ses dents en état de propreté, grâce aux lavages, aux brossages, aux pâtes savonneuses, aux gargarismes exécutés au moyen de dentifrices excellents, mais aussi en recourant à l'ablation du tartre, opération qu'on fait suivre de l'application d'une mixture astringente, à base de teinture d'iode et de cochléaria.

Insolations. Coups de soleil

A la campagne, on est assez souvent témoin de ces accidents. On sera trop heureux d'y porter remède.

L'insolation peut être légère. Parfois elle consiste simplement dans un peu de rougeur du nez, ou d'une autre partie du visage, accompagnée d'une sensation désagréable de cuisson.

Il suffit alors de saupoudrer la partie atteinte d'un peu de poudre d'amidon, ou de lotionner au moyen d'eau amidonnée.

Parfois la peau s'irrite et, si on a affaire à des personnes dont l'épiderme est tendre, délicat, il est préférable d'employer une pâte adoucissante. La vaseline peut encore suffire.

Toutefois le malaise peut prendre des proportions plus graves. Pendant une promenade en mer, une partie de chasse, une marche en plein soleil, au fort de la chaleur, on voit se déclarer chez quelques personnes, un mal de tête violent accompagné de vertiges, de tremblement, lesquels sont suivis d'une chute sur le sol et d'une perte de connaissance. Il s'agit, alors, d'une insolation véritable.

On transportera immédiatement le malade dans un endroit frais, on le frictionnera à froid et on lui maintiendra sur la nuque et sur le front de la glace et, à défaut, des compresses d'eau glacée ou très froide, renouvelée très fréquemment. Si la respiration s'arrête, on pressera les côtes du malade, à droite et à gauche à la fois, puis on lâchera brusquement le corps, cette manœuvre doit être continuée quelque temps, pour expulser ce qui doit sortir des poumons, et provoquer un appel d'air.

On emploiera, en même temps certains moyens qui peuvent avoir leur utilité : sinapismes aux mollets, ablutions froides, inhalations d'éther.

Il est bon d'avertir de la gravité de ces cas. La mort peut s'ensuivre. Pendant les fortes chaleurs, tout le monde doit éviter de sortir tête nue. Sous certains climats, dans les pays chauds, un simple rayon de soleil arrivant directement sur la tête aux heures ardentes de la journée, peut provoquer un accident. Les personnes sujettes aux étourdissements, aux congestions cérébrales doivent s'astreindre à ne jamais sortir au fort de la chaleur, même sous notre ciel plus modéré.

Les Morsures

Toute morsure doit être l'objet de soins, et, cela, non-seulement parcequ'il en résulte une douleur vive, mais parcequ'elle peut donner lieu à des accidents graves.

La blessure produite par la dent d'un chien bien portant, c'est-à-dire non enragé, peut mettre longtemps à se cicatriser, par suite de la mortification des tissus et de l'introduction dans la plaie de germes septiques, c'est-à-dire de malpropretés

Il faut tout de suite toucher l'endroit malade avec un peu d'eau phéniquée et le nettoyer souvent dans la journée avec la même solution.

Ce ne serait que pour le cas où l'on saurait pertinemment que l'état de santé du chien est bon, mais il y a toujours lieu de redouter qu'il ne soit atteint de la terrible maladie qu'il communique à l'homme, et nous devons avertir que l'admirable serum antirabique est surtout efficace si on y a recours immédiatement.

Souvent un enfant est mordu par un chien qu'il taquine et les suites sont sans gravité, mais pourtant on se souviendra que la crainte est le commencement de la sagesse.

Si on a affaire à un chien errant, en attendant de suivre le traitement spécial, il faut, sans retard, serrer le membre du blessé au-dessus de la plaie et faire s'écouler le sang avec lequel sortira en même temps le virus introduit. Après avoir ainsi, vidé la plaie, on la touche avec une solution phéniquée forte ou, mieux, avec un fer rouge.

Quant aux morsures de chevaux, elles ont, la plupart du temps, de telles proportions, que nous ne pouvons conseiller que les compresses humides pour calmer la douleur en attendant le médecin.

Les morsures de serpents ne sont pas graves sous notre climat, sauf pourtant celle de la vipère, qui peut occasionner des accidents sérieux.

Si on était mordu par un de ces reptiles, la blessure serait violacée, la peau livide sur le pourtour et le membre atteint gonflerait. Souvent le blessé a des vomissements, des coliques, accompagnées de sueurs froides et il peut tomber en syncope.

Le premier soin à prendre est, comme tout à l'heure pour la morsure du chien, — de serrer le bras au-dessus de la morsure et de faire saigner la plaie pour expulser autant que possible le venin, et l'empêcher d'envahir l'organisme. On lave ensuite la blessure avec de l'eau phéniquée ou, mieux encore, avec une solution de permanganate de potasse 1/100.

Le témoin de l'accident peut sucer la plaie, mais ce sera à la condition qu'il n'ait pas la moindre écorchure aux lèvres ni à la bouche. La cautérisation au fer rouge peut être utilisée.

On remonte les forces du malade en lui donnant des boissons excitantes.

Nous n'oublierons pas d'ajouter qu'il existe un sérum anti-venimeux, qui à déjà fait ses preuves, et dont le médecin appelé usera sûrement, s'il le juge opportun.

Accidents causés par la foudre

La foudre peut frapper directement une personne qui sera restée paisiblement en sa maison,. aussi bien que les gens surpris en pleine campagne par l'orage et qui, trop souvent encore, commettent l'imprudence de s'abriter sous un arbre. Parfois aussi l'action de la foudre s'exerce à distance, par ce qu'on appelle le choc en retour.

Quel que soit le cas, la commotion est si vive que la victime tombe en état de mort *apparente*, état auquel succède bien souvent la mort réelle, si des soins actifs ne sont rapidement prodigués.

Il est évident que la mort peut être instantanée et que tous les secours seront, alors, inutiles. Mais on a constaté aussi, très souvent, qu'il ne s'agit que d'un *arrêt de la vie*. Il faut donc savoir stimuler cette vie qui n'a pas disparu. Le meilleur moyen est de pratiquer des tractions rythmées de la langue. Ces tractions consistent à saisir la langue du froudroyé, puis à la tirer hors de la bouche et à l'y rentrer alternativement. Il est bon de ne pas négliger la respiration artificielle et, pour ce faire, on comprime les côtes simultanément et on les lâche ensuite brusquement ; on répète le mouvement aussi longtemps qu'il est nécessaire. Alors il se produit un appel d'air dans les poumons et peu à peu la respiration se rétablit.

Ce n'est pas tout, pour obtenir une réaction, on frictionne les membres de la victime à l'aide d'une flanelle chaude.

En prodiguant ces secours soi-même, ou en les faisant prodiguer par des gens doués de plus de force, on aura la satisfaction de rappeler à la vie des personnes qui, souvent, succombent faute de soins ou faute de soins intelligents. Quelle joie profonde de se dire qu'on a sauvé une existence, toujours utile selon les desseins providentiels.

Il était donc bon de dire à chacun comment il faut agir quand on est témoin d'un accident de cette nature.

La submersion

On peut se trouver au bord ou non loin d'un cours d'eau, quand une personne se noie. Je ne vais pas tracer son rôle à celui qui se jette à l'eau pour la sauver. Mais il est utile que tout le monde sache ce qui est à faire quand le noyé est ramené sur la berge.

Plus simplement encore, on peut avoir à retirer d'un bassin un enfant qui s'y est laissé tomber, et qui a été rapidement suffoqué.

On usera des procédés qui ont été indiqués pour les accidents causés par la foudre. Mais, ici, on fera respirer de l'oxygène si on peut s'en procurer, et on insistera beaucoup sur la révulsion, c'est-à-dire qu'on appliquera des sinapismes aux extrémités et aux creux de l'estomac.

Il faut se garder de mettre le noyé dans une position très inclinée, c'est-à-dire la tête en bas, comme nous l'avons vu faire. Mais on le couchera horizontalement, le visage légèrement tourné sur le côté. De cette façon, l'eau absorbée et qui tendrait à être rejetée, ne pénétrera pas dans les voies respiratoires, ce qui augmenterait les chances d'asphyxie.

On ne se découragera pas dans l'emploi des moyens dont nous parlons. Il peut arriver que, sous l'influence de la peur, dans la chute, la victime de cet accident perde connaissance et, n'aspirant pas d'eau, résiste assez longtemps.

Ce qui produit la mort, c'est surtout l'asphyxie, de là cette rapidité avec laquelle elle arrive chez les noyés qui se débattent. Ceux-là épuisent en quelques instants l'oxygène qui existait dans leurs poumons; sans compter que les voies aériennes, envahies par l'eau, se bouchent, se ferment.

QUELQUES BOBOS

Les Conjonctivites

Il est bon que les femmes possèdent quelques notions certaines sur les soins à donner aux personnes qui les entourent et principalement à leurs enfants, quand ils sont atteints de bobos pour lesquels on a bien trop souvent recours aux remèdes dits de bonne femme.

La conjonctivite par exemple, qui est une inflammation du pourtour du globe de l'œil. C'est, en général, un mal sans gravité mais assez douleureux.

Il est dû presque toujours soit à l'exposition du visage à des vapeurs irritantes qui, de toutes les parties de la face, ont surtout offensé l'œil, soit à l'introduction sous la paupière de poussière ou de petits graviers soulevés par le vent, lesquels déterminent une gêne et une fatigue d'où résulte

une rougeur anormale de l'œil et une sensation
de cuisson.

On pourrait parfois s'épargner ces petits accidents
fort ennuyeux en prenant quelques précautions.
En chemin de fer, il est imprudent de regarder
par la portière dans le sens du train dont l'allure
rapide soulève sous son passage des grains de
sable, sans compter que la locomotive projette,
par moments, des parcelles de charbons. Il est
bon de se munir d'un lorgnon pour empêcher
que ces petits corps étrangers ne pénètrent dans
l'œil. Et, aussi, lorsqu'on pratique une lotion al-
coolique du cuir chevelu, on doit prendre garde
que quelques gouttes ne tombent dans l'œil, occa-
sionnant de la sorte une brûlure de la conjonctive
avec ses conséquences.

S'il s'agissait de brûlure légère ou d'une inflammation dû a un air trop vif, des lotions d'eau boriquée tiède, fréquemment répétées et le port d'un
bandeau, afin d'intercepter l'air ou la lumière,
suffiraient à soulager et à procurer une guérison
rapide dans la majorité des cas.

Si la présence de corps étrangers est la cause des
souffrances éprouvées, on peut avoir recours aux
procédés suivants : Après avoir écarté largement les paupières, de la personne qui souffre, on
injecte dans l'œil atteint de l'eau boriquée tiède
ou de l'eau bouillie, tiède aussi, soit au moyen

d'un tampon d'ouate hydrophile imbibé de ces substances, soit à l'aide d'une petite seringue de verre.

La parcelle de charbon ou le gravier qui s'était introduit sous la paupière se trouve ainsi projeté au dehors ou entraîné dans l'angle de l'œil; là on peut l'apercevoir et le retirer en employant la corne déchirée d'une feuille de papier blanc très propre.

En voyage, dans le wagon, il faut se contenter d'une méthode plus simple. Tout d'abord il est indispensable — quoique la précaution puisse paraître puérile, — de s'assurer de la présence du corps étranger dans l'œil. C'est qu'il arrive assez souvent que, projeté contre le globe de l'œil, le gravier rebondisse au dehors laissant après sa sortie une petite douleur, que la personne en cause augmente par les frottements exercés pour ainsi dire instinctivement, et qui amènent une rougeur et une cuisson fort désagréables.

Toutefois, il ne faut pas ignorer, non plus, que, bien souvent, les graviers logés sous les paupières roulent avec elles à chaque mouvement et entretiennent ainsi l'inflammation qu'ils ont causée. Pour les retirer, on soulèvera les paupières, on regardera attentivement s'ils ne s'y sont pas collés et, alors on les extraira de là avec le coin d'un mouchoir propre ou avec une bague, opération qui ne peut blesser l'œil comme il arriverait, peut-être, si on se servait d'un objet acéré ou même de la tête d'une épingle.

Le corps étranger étant enlevé, le soulagement se produit immédiatement, la rougeur du pourtour de l'œil disparaît aussi de façon rapide.

Mais l'inflammation persiste-t-elle, il ne faut pas attendre pour avoir recours aux lumières d'un médecin, car, alors, il y a complication quelconque; ou le corps étranger se cache si haut, sous la paupière, qu'on ne peut le déloger (ni même l'apercevoir) par les moyens ordinaires; et de son extraction, pourtant, dépend la guérison définitive.

Nous ne parlons pas de l'orgelet, appelé aussi Compère Loriot. On peut se tromper sur la nature des boutons qui surviennent aux paupières. Mieux vaut laisser faire la nature, en se bornant aux lavages à l'eau boriquée tiède et au port du bandeau. Si après deux ou trois jours de ce petit traitement, le mal persiste, il faut prendre l'avis du médecin.

Panari. — Torniole

Nous avons déjà dit comment peut survenir un panari, source de souffrances parfois terribles.

Une piqûre faite avec une aiguille ou une épingle malpropre, une épine introduite sous l'ongle, une écorchure mal soignée, voilà autant de causes qui déterminent une suppuration du doigt qui a été blessé et, ce, avec des degrés divers d'intensité.

Quelquefois, il se forme autour de l'ongle, une simple cloque emplie d'un liquide presque transparent. Cette cloque n'est guère douloureuse et, pour amener la guérison, il suffit de la percer avec une épingle passée à la flamme. Quelques compresses trempées dans de l'eau boriquée, constitueront tout le traitement dans ce cas. Ce n'est alors que la torniole.

Le panari, qui a la même origine que le mal sans gravité dont nous venons de parler, le panari siège, en général plus profondément. La rougeur de la peau est aussi plus vive dès le début ; au niveau du doigt atteint il y a sensation d'élancement caractéristique, et l'on constate de la fièvre chez le malade. A cette période, les cataplasmes et surtout, des compresses antiseptiques (eau boriquée) tièdes sont indiqués comme mode de pansement. Mais dès que la suppuration se déclare et s'affirme par l'aspect blanchâtre de la région attaquée par le mal, il faut appeler le médecin : une incision, que lui seul peut faire dans de bonnes conditions, donnera une issue au pus, c'est le seul moyen de soulager promptement. L'évacuation des matières purulentes étant assurée, quelques soins antiseptiques (lavages, petits soins locaux et compresses à l'eau boriquée) parachèveront la guérison.

Mais si la paume de la main (à un doigt de laquelle siège le panari), ou si le bras devenait rouge et douloureux, c'est qu'une propagation rapide du mal tendrait à se produire, et il faudrait opposer un traitement énergique à cette marche envahissante. Le médecin, immédiatement appelé en pareil cas, donnerait les soins nécessaires, En attendant son arrivée qui peut parfois tarder de quelques heures, on ferait prendre à la main et au bras malade de grands bains procurés soit par une infusion de sureau, soit par l'eau boriquée, chaudes l'une et l'autre mais à une température facilement supportable.

Nous ne pourrions abandonner ce sujet sans recommander à ceux qui voudront bien nous lire, d'être extrêmement prudents lorsqu'il s'agira d'extraire des petits corps étrangers qui auraient pénétré sous le derme, tels qu'éclats de verre ou de bois, ou encore épines par exemple. On est tenté, surtout si ils sont visibles, de les enlever soi-même au moyen d'une aiguille ou d'une épingle prise au hasard. Et souvent en procédant ainsi, on risque d'enflammer la plaie en y introduisant des germes septiques, qui déterminent la suppuration. On évite ce mal en lavant d'abord la région en cause avec une solution antiseptique, puis en passant à la flamme, pour la purifier, l'aiguille ou l'épingle dont on va se servir.

Les irritations de la peau

Nous ne voulons pas faire ici l'énumération complète et détaillée des maladies de la peau. Nous ne voulons dire qu'un mot des petites affections banales de cette espèce, auxquelles il est aisé de remédier par quelques soins qu'il suffit de connaître et de savoir appliquer.

Les femmes qui ont un souci bien naturel de la pureté de leur teint, nous sauront particulièrement gré de leur indiquer des moyens faciles pour éviter les rougeurs et les boutons qui défigurent les plus jolis visages, tandis qu'une peau fine, fraiche et claire constitue une beauté à la femme la plus ordinaire.

Très souvent, un régime alimentaire défectueux contraire au tempéramment, encore plus que l'irritation locale, est la cause de la persistance de ces légers eczémas dont on voudrait tant se débarrasser, et pour le malaise qu'ils occasionnent, et encore plus pour le vilain aspect qu'ils infligent à la peau.

L'abus et souvent même le seul usage de mets très épicés, des substances conservées dans la saumure ou autrement, de boissons excitantes d'une nourriture trop azotée (viandes, gibier, fromages) du poisson aussi, cet abus ou cet usage explique la ténacité de ces eczémas, si on ajoute une prédisposition individuelle à ce genre de maladie.

Parfois aussi l'emploi de certains savons irritants pour la peau, de certaines substances chimiques — telles que l'alcali, le carbonate de potasse, déterminent sur les mains de quelques personnes dont l'épiderme est très sensible, l'apparition d'érythèmes douloureux et qu'il est difficile de faire disparaître, parce qu'on en ignore l'origine.

Avant donc d'employer une médication locale quelconque, on modifiera, s'il y a lieu, le régime alimentaire, on se contentera d'une nourriture douce et fraiche : viandes blanches, légumes (dont il faut souvent exclure les choux et les asperges), laitages, salades peu vinaigrées, eau rougie. On devra éviter, pour l'érythème des mains, de mettre sa peau en contact avec des substances caustiques. Le *bon* savon *blanc* sans odeur, dont on se sert pour laver le linge, est celui qui convient le mieux aussi pour le nettoyage de la peau.

Si l'inflammation est trop vive, on la calme à l'aide de compresses d'eau froide amidonnée et, surtout en préservant les régions malades du contact de l'air qui, dans les cas de ce genre, est toujours irritant. (Par contre, lorsque la peau est en bon état, il faudrait abandonner la voilette, afin de laisser à l'air toute son action fortifiante sur l'épiderme. La peau ne grossirait et ne rougirait pas pour cela ; elle acquerrait au contraire, une certaine résitance aux variations atmosphériques. Il est bien entendu que nous ne recommandons pas de faire au dehors les longues stations auxquelles sont condamnées les pauvres femmes des campagnes.)

Lorsque ces irritations sont peu prononcées ou lorsqu'elles sont en voie de décroissance, on peut avoir recours à une pommade très-adoucissante, dont voici la formule :

Oxyde de zinc. . . . . . 1 gramme.
Acide Salicylique . . . 0.60 centigr.
Glycéré d'amidon . . . 30 grammes

Comme nous l'avons dit, nous ne faisons allusion dans ce chapitre qu'aux cas très légers, bénins. Les cas complexes nécessitent une médication qui ne relève que du médecin. Nos lecteurs ne nous seront pas moins reconnaissants de leur avoir donné quelques indications très sommaires, sans doute, mais qui serviront bien souvent à prévenir et, tout au moins, à modifier ces petits ennuis de l'existence.

Répétons qu'on ne saurait avoir raison de ces irritations qu'en s'adressant aux causes que nous avons signalées et qui, la plupart du temps, pourraient être seules prises en considération.

Il est fréquent, en effet, de voir des bébés auxquels sont prodigués les soins de toilette les plus minutieux, présenter des rougeurs, des "feux", qui n'ont d'autre origine qu'une alimentation défectueuse soit par sa qualité soit par sa surabondance. Les jeunes mères croient se dévouer davantage en multipliant les tétées qu'il faut au contraire régler ; les digestions du petit deviennent difficiles, il y a de plus suralimentation, de là ces érythèmes que l'on remarque chez plus d'un nourrisson et qui font souffrir ces pauvres bébés. Parfois aussi on fait manger trop tôt ces petits enfants dont l'estomac ne peut supporter que le lait — la nature ne l'indique-t-elle pas en emplissant le sein maternel du doux breuvage, tout le temps que le petit être doit s'en nourrir exclusivement ?

On voit aussi de jeunes pères s'amuser à faire boire un peu de vin à "bébé", à lui donner quelques gouttes d'eau-de-vie, de café, — véritables poisons pour cet âge. On abandonnera donc ces sottes gâteries.

Piqûre d'insectes

Au cours de la saison estivale, qui n'a été piqué par un moustique, ce qui est pénible, et même par la guêpe cruelle, dont le dard fait éprouver une douleur si vive.

Cette piqûre de guêpe peut, selon les circonstances devenir très dangereuse. Par exemple, l'insecte était caché dans un fruit, ce fruit on l'a introduit sans méfiance dans sa bouche, et la guêpe, sortant forcément de sa retraite, a piqué l'imprudent à l'arrière-gorge. La sensation de souffrance qui s'ensuit et surtout le gonflement qui se produit, deviennent très inquiétants.

Au cas où cet accident arriverait, on ferait sucer de la glace au malade et, ce, lentement, tout en lui appliquant au devant du cou, un linge trempé dans de l'eau très froide. L'important est d'éviter l'enflure de la région, à cause de la suffocation qui en serait la suite. Et tout en prenant ces soins on appelle le médecin.

On ne saurait trop mettre en garde les enfants et même beaucoup de grandes personnes, contre cette habitude de mordre à même un fruit ou, même, de le mettre tout entier dans la bouche, comme une prune, par exemple, où la guêpe se trouve parfois enfermée.

Qu'on ait eu affaire à une guêpe, à une abeille ou à un frelon, la plaie étant visible on n'en retirera pas le dard, si il y est resté, en le saisissant par l'extrémité apparente : on pourrait achever d'injecter le venin qui est contenu dans la petite blessure. Il suffit de presser sur les côtés alternativement, pour extraire ce venin, résultat qu'on peut encore obtenir à l'aide de la pointe d'une épingle.

Les piqûres de moustiques seront touchées avec un peu d'ammoniaque étendu d'eau, ou même avec du pétrole qui semblerait calmer la souffrance. Comme préventif on pourrait se lotionner le visage, les bras, les mains avec de l'eau additionnée d'un peu de teinture de quassia amara.

Pour chasser les moustiques de l'appartement, il est une précaution excellente à prendre : Le soir, avant de fermer la pièce où l'on dort, on fait brûler un morceau de sucre dans une soucoupe ou sur une pelle chauffée au rouge. L'odeur du sucre brûlé n'a rien de désagréable pour l'habitant humain de la chambre, mais elle n'est pas supportée par les nuisibles petits envahisseurs, auxquels elle fait prendre la fuite. Et on peut dormir tranquille.

Rhumes et maux de gorge

Si l'on prenait quelques précautions, on s'éviterait beaucoup de rhumes et de maux de gorge.

Passant de la chaude atmosphère de la maison à l'air froid du dehors, il faudrait tenir la bouche fermée. (D'ailleurs, on ne doit ouvrir la bouche qu'au moment où l'on parle, mange ou boit.) Ainsi, l'on est forcé de respirer par le nez et l'air arrive attiédi aux bronches et aux poumons.

La même recommandation est à faire à ceux qui couchent dans une chambre froide.

Il est dangereux de se tenir immobile au dehors lorsqu'il fait froid, lorsque souffle un vent aigu. Et, surtout, si l'on vient de faire de l'exercice. Que de gens pourtant s'arrêtent longtemps dans la rue pour causer avec une personne qu'ils ont rencontrée, à qui ils font courir les mêmes risques. Cette imprudence est pire encore lorsqu'on fait cette station sur la glace ou dans la neige.

Il est bon également de ne pas monter dans une voiture découverte, de ne pas s'asseoir auprès d'une portière ou d'une fenêtre ouverte quand on est en transpiration. Il est malsain encore, de

s'appuyer contre une porte de fer, une colonne
de pierre ou de marbre, un mur froid. Par contre, il ne faut pas exposer le dos trop longtemps
à une flamme ardente. La chaleur commençant à
se faire sentir, on doit changer de position, sous
peine de s'habituer à une trop haute température
et de devenir trop susceptible.

Pour s'épargner des transpirations inutiles et
qui ne sont pas sans danger, on s'habillera chaudement mais non du tout lourdement. Il est
recommandé de se couvrir surtout le dos, principalement entre les deux épaules, le long de
l'épine dorsale. La poitrine demande aussi à
être soigneusement préservée. Les moëlleux plas-
trons que l'on peut préparer soi-même ou qu'on
trouve tout faits dans les magasins, constituent à
ces parties du corps la meilleure défense contre
le froid et les refroidissements.

Les vêtements suspendus dans des cabinets
obscurs prennent souvent de l'humidité par les
temps de brouillard et de pluie. On ne les portera
qu'après les avoir bien séchés au soleil ou au feu.
Il est très important d'avoir les pieds secs et chauds.
Le fréquent changement de bas ou de chaussettes
les maintient dans cet état désirable.

Enfin, lorsqu'on a peine à se réchauffer après
avoir été longtemps exposé au froid, on fait bien
de s'administrer une boisson chaude ou stimu-

lante. Le vin de Champagne vaut mieux que l'eau-de-vie pour rétablir la circulation. Le thé est excellent. Dans les pays scandinaves, on le coupe, par moitié, de vin de Bordeaux.

Tout le monde, dira-t-on, ne peut avoir recours à ces boissons relativement coûteuses. Certes, mais grâce à Dieu, le thé bien chaud, bien sucré, aromatisé de rhum peut suffire pour ramener la chaleur dans un corps engourdi. Ne voit-on pas les Belges se borner, dans ces cas, au liquide national, la bière, qu'ils font chauffer jusqu'à ébullition presque, et qu'ils sucrent au moyen de la cassonnade. En nos provinces vignobles, le vin rend les mêmes services, mais il est nécessaire de le couper d'eau.

Toutefois, on ne peut toujours prévenir le rhume. Il faut donner les moyens de le guérir. Lorsqu'il est léger, ce n'est qu'une bronchite très atténuée et qui disparait sous l'influence de peu de remèdes. Le séjour à la chambre, dans une température toujours égale, est une condition indispensable pour amener une guérison rapide. Il est bon de prendre quelques tisanes pour calmer l'irritation : des infusions aromatiques, demandées à l'hysope ou à la violette, et sucrées au moyen de sirop de Tolu ou de sirop de codéine.

Contre une toux quinteuse et opiniâtre, on aurait recours aux inhalations de vapeur de feuilles d'eucalyptus, infusion dans laquelle on versera, au moment où elle arrive à ébullition, trente gouttes du mélange suivant :

Teinture de benjoin........	5	grammes.
Essence de thym..........	2	—
Menthol................	1	—
Alcool à 90°.............	5	—

Contre le rhume de cerveau, on fera des irrigations nasales, matin et soir, avec de l'eau boriquée tiède. Et on aspirera de temps à autre, un peu de la pommade suivante :

Cocaïne.............	5	centigrammes.
Menthol	1	gramme.
Acide borique.......	4	—
Vaseline...........	30	—

Selon les préférences, on pourra, au même titre, faire usage, dans les mêmes proportions, de la poudre dont voici la formule :

Menthol finement pulvérisé.	0	50	centig.
Acide borique	3	»	grammes.
Salol	3	»	—
Sucre en poudre.........	3	»	—

Le meilleur préservatif contre le rhume de cerveau, c'est encore d'éviter le froid aux pieds. Les gens dont les extrémités conservent difficilement la chaleur se trouveront bien de l'emploi des caoutchoucs par dessus leurs chaussures. Mais il est bon d'avoir les pieds chauds au moment où on les fait entrer dans les caoutchoucs. Après avoir pris cette précaution, on peut, même dans les climats les plus froids, à Saint-Pétersbourg, par exemple, braver, sans en souffrir, la température la plus basse.

L'enrouement, qui se manifeste souvent sans toux, cède souvent à l'usage d'une infusion d'Erysimum, très préconisée par les chanteurs. En langage vulgaire, cette plante n'a-t-elle pas nom : Herbe aux chantres ? Les inhalations de feuilles d'eucalyptus (infusion) sont aussi un excellent remède.

Enfin, lorsqu'on est enroué, il faut parler peu et parler bas. Moins on fait d'efforts pour prononcer et plus tôt on est débarrassé de l'extinction de voix, plus vite la voix retrouve ses intonations plus ou moins harmonieuses.

Clous et Furoncles

Ces petits maux sont fort désagréables. Ils ne vont pas sans une certaine souffrance, ils sont souvent gênants, selon la partie du corps sur laquelle ils se montrent.

Lorsqu'ils affectent le visage, ils le défigurent presque et, longtemps après leur disparition, laissent des traces rouges d'un vilain aspect.

Il faut toucher les clous et furoncles avec un peu de teinture d'iode pour les empêcher d'aboutir. Mais cette médication peut ne pas suffire. Souvent le médecin doit ouvrir le clou et en extraire le bourbillon, pour éviter un mal plus grand. Il vaut donc mieux recourir au praticien et d'autant que, le plus souvent, les clous succèdent aux clous, ce qui annoncerait que le traitement doit êtré étendu à tout l'organisme. On a beaucoup préconisé, à cet effet, *la levurine*, mais, à mon avis, il ne faut user d'aucun médicament, si inoffensif soit-il, sans avoir demandé l'opinion du docteur.

Ajoutons que, le clou étant ouvert, il faut le laver au moyen d'eau boriquée chaude, pour empêcher qu'il ne se reproduise, à l'infini parfois.

LA PHARMACIE

Il nous a paru utile de donner à la fin de cet ouvrage, quelques indications sur les remèdes usuels, qu'il est toujours bon d'avoir chez soi, sous la main, surtout à la campagne, où l'on est si souvent éloigné du pharmacien.

Pour en rendre l'énumération plus facile et les recherches plus rapides, nous avons recours à l'ordre alphabétique.

Acide borique. — Antiseptique faible, mais pas dangereux. 30 grammes environ pour un litre d'eau bouillante. Laisser refroidir. Très bon pour les soins des yeux, la toilette, et les pansements humides.

Acide phénique. — Antiseptique et désinfectant énergique. L'employer avec précaution. S'en abstenir pour panser les doigts et pour les yeux, à cause de son action irritante. 20 grammes au plus dans un litre d'eau bouillie.

Acide picrique. — Indiqué pour les brûlures

superficielles. Calme la douleur très rapidement. 15 grammes dans un litre d'eau bouillie.

Alcoolat de Fioraventi. — S'emploie comme révulsif contre les douleurs articulaires ; comme stimulant en frictions.

Amidon. — Poudre adoucissante. En pulvérisations, ou délayée dans l'eau pour lavements, 30 grammes pour un litre, 500 gr. pour un bain.

Antipyrine. — Excellent contre la migraine et les névralgies, mais à condition de n'en pas abuser, surtout si on avait le cœur ou les reins malades. S'utilise en cachets, dont on peut demander d'avance l'ordonnance à son médecin : de 50 centigrammes à 1 gramme environ. 2 cachets par jour, en moyenne, selon les cas. Il est bon de les prendre dans un peu d'eau minérale.

Aristol. — Poudre jaunâtre, succédané de l'iodoforme dont il n'a pas l'odeur désagréable. Sert comme l'iodoforme, au reste, à panser les plaies et à les cicatriser.

Baume tranquille. — Calme les douleurs et les névralgies.

Bourrache. — Les jolies fleurs bleues de cette plante sont employées en tisane : 10 gr. pour un litre. Elles sont diurétiques et poussent à la transpiration.

Cascara sagrada. — Pour grandes personnes,

en cachet de 50 centigr. : comme laxatif, se prend avant de se mettre au lit, le soir.

Queues de cerises, chiendent. — Servent à faire des tisanes diurétiques.

Chlorate de potasse. — Pour gargarismes. Mais on le donne plus souvent sous forme de pastilles. On ne doit guère l'employer que vers la fin de l'angine. Au début, il serait trop irritant.

Eau sédative. — Bonne en compresses contre la migraine. On l'emploie aussi dans l'entorse en compresses également. Pour l'appliquer sur le front, l'étendre d'eau ordinaire.

Eaux de Rubinat, de Carabana. — Purgatives à la dose d'un ou deux verres à vin de Bordeaux.

Elixir hygiénique. — Une cuillerée à café dans un peu d'eau sucrée. Très efficace contre les coliques. Mais comme ce médicament contient de l'opium, il ne faut en donner aux enfants que sur l'avis du médecin, qui fixe la dose.

Erysimum. — Plante excellente contre l'enrouement. On peut en avoir chez soi sous forme de sirop. Si on y a recours en infusions, 10 gr. pour un litre d'eau bouillante.

Essence de térébenthine. — Révulsif très énergique dans les douleurs rhumatismales, mais dont il faut modérer l'action par un mélange d'huile d'olives à parties égales. La térébenthine est administrée contre l'empoisonnement par le phosphore, soit sur un morceau de sucre, soit délayée avec un jaune d'œuf.

Éther. — Stimulant, mais il faut le respirer peu de temps à la fois. C'est aussi un réfrigérant. Répétons que ses vapeurs étant très inflammables, on doit éviter, lorsqu'on l'administre, de se tenir aux environs d'une lampe, d'une bougie, d'un foyer.

Eucalyptus. — Les feuilles de cet arbre sont préconisées contre la toux et l'enrouement. Dans la laryngite et l'inflammation des fosses nasales, les fumigations d'eucalyptus produisent de bons effets.

Fécule de pommes de terre. — Il faut en être muni, pour le cas où des cataplasmes émollients seraient prescrits. La pomme de terre possède des propriétés adoucissantes, calmantes, — c'est une solanée, « une consolante », dit Michelet.

Frêne. — L'infusion de feuilles de frêne est recommandée aux goutteux et aux rhumatisants.

Gazes iodoformée et phéniquée. — Elles servent au pansement des plaies. On trouve aussi des gazes imprégnées d'autres antiseptiques : acide borique, salol, qui n'ont pas l'odeur désagréable des premières.

Glycérine. — Nous ne parlerons pas de son

emploi pour la peau. Mais elle sert de sucre aux diabétiques. Elle est encore utilisée d'une façon très pratique pour les lavements : une cuillerée à soupe par demi-litre d'eau.

Iode. Teinture d'iode. — Révulsif dont l'action est pénétrante, si on en applique plusieurs couches sur la peau. On peut se servir dans le même but du coton iodé, surtout lorsqu'on veut agir sur les articulations.

Ipéca. — Il est bien utile d'avoir de l'ipéca sous la main, soit en poudre, soit en sirop. On peut même composer un mélange des deux.

<pre>
Ipéca. 1.50
Sirop d'ipéca . . .   60 gr.
</pre>

Il suffit d'agiter le flacon avant l'emploi du médicament, pour assurer le mélange. Dans les cas d'indigestion, ceux d'empoisonnement en général, en un mot lorsqu'il faut assurer l'évacuation rapide de l'estomac, l'ipéca rend des services véritables. On fait prendre le mélange que nous venons d'indiquer, par cuillerées à café, toutes les minutes, jusqu'à effet. Quelques instants après, on peut donner un peu d'eau tiède pour compléter le traitement et assurer l'expulsion de toute parcelle d'ipéca.

Lycopode. — Très utile pour poudrer les

chairs roses et tendres des petits enfants. La poudre de lycopode est absorbante et elle est, en outre, dépourvue d'action irritante.

Magnésie calcinée. — Elle est simplement laxative, si on en prend une cuillerée à café, le soir avant de se coucher. Pour se purger, la dose serait d'une cuillerée à soupe dans un verre d'eau avalée le matin à jeun.

Quelques personnes préfèrent la magnésie granulée, qu'elles absorbent plus facilement.

Manne. — Un purgatif doux. Il en faut 50 grammes pour une grande personne, et cela se prend dans du lait chaud. La manne en pâte est plus active.

Mercuriale. — Pour un lavement purgatif, on peut ajouter un peu de glycérine, et une ou deux cuillerées à potage de ce miel.

Moutarde. — La farine de moutarde sert à préparer des cataplasmes sinapisés et des bains de même espèce. Il est bon de délayer d'abord la farine dans un peu d'eau froide, on ajoute ensuite l'eau chaude, qui empêche l'essence de se dégager.

Le bain sinapisé, qui a une action révulsive, est indiqué dans la broncho-pneumonie, et sert à ranimer les petits enfants qui naissent en état de mort apparente.

Le bain de pieds sinapisé est employé pour appeler le sang aux extrémités dans les crachements de sang. Dans ce cas, on fait prendre en même temps un bain de mains. Dans les congestions cérébrales, ce bain de pieds rend de grands services.

Le cataplasme sinapisé donne de merveilleux résultats dans la bronchite, surtout chez les enfants et aussi dans les congestions pulmonaires. Quand on est pressé d'agir, on peut se servir de papier moutarde (Rigollot), qu'on maintient en place quatre à cinq minutes.

Du reste, quand la douleur est vive et quand la peau est devenue d'une rougeur assez intense, l'effet est suffisant, en général.

Noyer. — L'infusion de feuilles de noyer est tonique et astringente. Aussi est-elle très utilisée sous forme d'injections, dans le traitement des métrites légères. Une poignée pour un litre.

Ouate. — Il est indispensable d'avoir à la maison une provision de ouate hydrophile pour laver et nettoyer les plaies. On ne pourrait s'en passer pour les pansements compressifs, et qui doivent boucher une plaie, une blessure.

On y incorpore, le plus souvent, des substances qui la rendent antiseptique : aussi trouve-t-on dans le commerce de la ouate sublimée, phéniquée, boriquée, salycilée.

Panama. — La décoction de bois de Panama, dont le principe actif est surtout la saponine, est à conseiller pour les soins de la tête et de la chevelure. C'est un des meilleurs moyens simples pour le nettoyage des cheveux : 15 gr. pour un litre d'eau. Employer tiède.

Fleurs pectorales. — C'est un mélange, à parties égales, des fleurs des espèces suivantes :

Mauve
Pied de chat
Pétales du coquelicot   } de chaque 10 gr.
Fleurs de bouillon blanc
Guimauve
Violettes

L'infusion de ces plantes ayant un effet adoucissant calme la toux. On l'emploie dans les cas de bronchite légère.

Pensée sauvage. — Dépuratif. S'emploie sous forme d'infusion. 15 gr. de fleurs pour un litre.

Quinine. — Il y a plusieurs sels de quinine. Le bromhydrate est très efficace contre les névralgies. On peut avoir chez soi du sulfate de quinine et le donner à la dose de 0,60 centigr. à 1 gr. dans les cas de fièvre. A petite dose, c'est un tonique.

Quinquina. — C'est en partie à la quinine que

le quinquina doit ses propriétés. Nous ne parlerons que du vin de quinquina, préparation qui est acceptée très volontiers et dont on fait un véritable abus. Le quinquina est un très bon tonique, mais pris à jeun, il fatigue l'estomac à la longue, et peut engendrer la dyspepsie, qui s'accuse d'autant plus qu'elle s'accompagne parfois d'une constipation opiniâtre. Il vaut mieux prendre ce vin à la fin du repas, et n'en pas faire un usage immodéré.

Raifort. — Le sirop de raifort est employé comme dépuratif. Il convient très bien, sous forme de raifort iodé, aux enfants scrofuleux.

Semen-Contra. — *Poudre aux vers.* — On la donne dans un peu de confiture, à la dose de 1 à 5 grammes, selon l'âge de l'enfant.

Sel de Sedlitz. — *Sulfate de Soude.* — S'emploient comme purgatifs à la dose de 40 grammes, pour grande personne. On fait dissoudre le paquet dans deux verres d'eau (20 grammes pour chacun), aromatisés d'un peu de citron. A prendre à dix minutes d'intervalle, l'un de l'autre.

Séné. — L'infusion de séné est purgative, mais parfois elle détermine de vives coliques. On n'emploiera pas plus de 20 grammes de feuilles pour 500 grammes d'eau. On peut très bien utiliser le séné à titre de lavement purgatif, en y ajoutant une cuillerée à potage de sulfate de soude.

Sureau. — Les cataplasmes de fleurs de sureau sont adoucissants. La décoction de ces fleurs employée comme compresses, amène rapidement la résolution des érysipèles du visage.

Taffetas. — Le taffetas anglais est une toile adhésive qui sert à fixer les pansements. Mais pour exercer une certaine tension, mieux vaut se servir de diachylon, qui colle davantage.

Il y a encore le taffetas gommé, que l'on emploie comme imperméable, pour bien enfermer certains pansements, les pansements humides, par exemple, qui, sous cet abri, sèchent beaucoup moins vite.

Thym. — L'infusion des branchettes de cette plante est un stimulant. L'essence de thym est antiseptique et, mélangée en petite quantité avec de l'eau, convient très bien pour la toilette.

Violette. — L'infusion de ces fleurs est ordonnée à titre d'adoucissant, et parce qu'elle facilite l'expectoration. C'est une tisane très agréable à employer dans les rhumes légers.

L'assistance dans les opérations

Quand il y a lieu de pratiquer une opération, le médecin a, généralement, besoin d'un aide.

Dans les cas d'urgence où il ne peut appeler un confrère ou un interne des hôpitaux, il réclamera l'assistance d'une personne de bonne volonté. Mais il faut que celui qui prête aide soit doué de quelques qualités indispensables. C'est pourquoi nous désirerions que ce chapitre fût un peu étudié et médité.

L'aide doit apporter la plus grande attention à tout ce qu'il fait, et observer minutieusement les ordres qui lui sont donnés. Le sang-froid lui est absolument nécessaire, chacun devrait s'entraîner à acquérir la présence d'esprit, la maîtrise sur soi-même qui le procurent. Les femmes s'accoutumeront à dompter leurs nerfs : Quelle complication si celle qui a offert son existence se trouvait mal au cours de l'opération, elle serait plus qu'inutile, mais encombrante, dangereuse.

Pour la préparation des instruments, l'aide veillera à ce que — après avoir été plongés dans l'eau bouillante — ils ne soient pas en contact avec les objets environnants, qui seraient susceptibles de les contaminer, transportant ainsi dans les plaies, à l'insu du médecin, des germes de suppuration. Il disposera à la portée du chirurgien, sur une table à ce destiné, ces instruments et les solutions antiseptiques nécessaires pour l'opération.

Il préparera d'avance une cuvette et de l'eau bouillie pour servir au nettoyage des mains, il s'assurera que la chambre est à la température voulue et que toutes les dispositions ont été prises, à l'égard du malade.

C'est ainsi que le lit doit être prêt pour recevoir ce dernier après l'opération. Une boule d'eau chaude y sera glissée, pour amener la chaleur aux pieds.

L'aide priera les personnes impressionnables de se retirer : elles gêneraient et pourraient troubler le chirurgien. Si on l'a chargé de surveiller l'anesthésie, il prendra bien soin d'observer la respiration du malade. A la moindre alerte, il lui faut avertir l'opérateur. Pour cette raison, il ne se laissera distraire en rien de sa surveillance par les détails de l'opération. Il tient en quelque sorte la vie du malade entre ses mains.

Il aurait fallu dire plus tôt, peut être, qu'au préalable il doit faire une toilette soigneuse de ses mains, de façon à pouvoir — après les avoir plongées dans une solution antiseptique — se mettre à la disposition du chirurgien, si celui-ci le désire. Il arrive en effet, qu'il s'agisse d'appliquer un pansement ou de faire passer un instrument à la flamme : Ces précautions multiples et si minutieuses sont indispensables pour assurer le succès de l'intervention.

L'aide doit encore éviter avec soin de parler à l'opérateur, de lui demander des indications, des renseignements. Il attendra la fin de l'opération pour une conversation ou des questions de cette nature. Il lui faut encore prendre garde de se mettre en face du jour, et de renverser les instruments ou les matières de pansement par des mouvements brusques et maladroits.

Si il a quelque crainte, il en fait part doucement. Une exclamation soudaine, à voix haute, si elle est déplacée, inopportune surtout, peut jeter le trouble, apporter un retard désagréable pour le chirurgien,

Après l'opération, l'aide prend part au transport du malade dans son lit, il le réchauffe par les moyens que nous avons indiqués, se rendant compte que la boule d'eau chaude disposée au fond du lit ne risque pas de déterminer des brûlures, veillant à ce que les pieds et les mains soient à une température convenable, s'assurant que le malade reprend connaissance.

Il arrive parfois, après l'anesthésie au chloroforme ou à l'éther, que la personne opérée soit prise de vomissements et de nausées. L'aide lui penchera la tête pour qu'elle puisse rejeter sans crainte de suffocation, et des serviettes seront disposées autour d'elle pour éviter que les draps ne soient souillés.

L'aide empêche également le malade de défaire son pansement ou de se jeter hors du lit, dans des efforts presque inconscients.

Ces soins pris, il reviendra au chirurgien, participant au nettoyage aussi complet que possible des instruments, les lavant dans l'eau bouillante, ayant bien soin de ne pas les mettre au contact avec les solutions de sublimé qui les noircissent et, parfois, émoussent leur tranchant. Mais il laissera à l'opérateur la charge des instruments compliqués et délicats qui nécessitent une grande habitude pour leur entretien spécial.

Un profane risquerait de casser, de détériorer, de mettre hors d'usage, ces coûteux objets.

Ce rôle d'aide, si utile, ne réclame pas on le sait, des aptitudes transcendantes. Il n'exige que des sentiments d'altruisme, de la bonne volonté, de la prudence, de l'attention et la domination de soi-même.

Dans toutes les circonstances de la vie, exerçons-nous à acquérir ces vertus et ces qualités, elles nous serviront tous les jours et, dans les grandes circonstances, elles transformeront les plus humbles en petite providence auprès de leurs semblables.

Préparation de certains médicaments.

Le thé bœuf. — C'est un bouillon très concentré, qui rend de grands services, lorsqu'il faut faire de la suralimentation chez un malade.

Coupez de la viande crue par petits morceaux (cette viande ayant été, au préalable, bien dégraissée). Mettez ces morceaux dans un vase en terre ou en étain, qu'on puisse clore hermétiquement. Ajoutez du bouillon, fermez soigneusement et chauffez au bain-marie pendant deux ou trois heures, prenant garde que la température ne s'élève au dessus de 60'. Passez ensuite avec expression.

On obtient d'une façon plus rapide un bouillon moins nourrissant, mais assez agréable, en jetant de l'eau à 60° sur des morceaux de viande maigre de bœuf. On fait infuser pendant une heure et on ajoute du sel en quantité suffisante.

Emplâtres. Pour les appliquer. — Qu'il s'agisse d'emplâtres de Vigo, de Diachylon, etc., de vésicatoire, on découpe un morceau de la grandeur voulue et après avoir lavé ou tout au moins essuyé la partie sur laquelle on doit la poser, on chauffe légèrement l'emplâtre devant une flamme — de

bougie, par exemple, — pour le ramollir et, de ce
fait, le rendre plus adhérent. Mais avant de l'appliquer, on s'assurera qu'il n'est pas trop chaud, afin
de ne pas brûler le malade. (Ces préparations
contiennent de la cire en grande proportion et
conservent la chaleur pendant un certain temps).

Par dessus l'emplâtre, on met un peu d'ouate et
une bande de toile pour maintenir l'un et l'autre
en place. La simple bande peut suffire pour éviter
le dérangement que produirait le frottement des
habits.

Quand aux *Rigollots* ou *papier-moutarde*, ils
doivent être humectés au moyen d'*eau froide* et
non d'eau chaude, comme nous l'avons déjà dit,
(pharmacie) à propos de la farine de moutarde.

Teinture d'iode. — La teinture d'iode, ce très
bon révulsif, est d'un usage courant. Il faut en
passer une ou deux couches chaque fois sur la
partie à soigner, ayant soin, s'il en faut deux, de
laisser sécher la première avant d'appliquer la
seconde. Mais il est bon de ne pas en abuser si
l'épiderme semble trop irrité..... à moins, bien
entendu, d'indication du médecin. Dans certaines
conditions on peut occasionner au malade de véritables brûlures.

Les cataplasmes. — Les pansements et compresses humides boriquées, phéniquées, tendent à
faire disparaître le cataplasme à la farine de lin.

Néanmoins il peut encore rendre quelques services en tant qu'émollient.

On dégage la farine avec de l'eau bouillante. Proportions : trois cuillerées à potage de farine pour un verre d'eau, de façon à obtenir une pâte très molle, mais pas trop liquide, ce qui pourrait avoir des inconvénients. On dépose entre deux linges le mélange obtenu et on l'applique sur la partie malade. S'il est bon de lui maintenir pendant longtemps sa chaleur, on le recouvre de flanelle et on le fixe au moyen d'une serviette ou de bandes qu'on serre à l'aide d'épingles.

Le cataplasme de fécule de pommes de terre et d'amidon requiert cent grammes de fécule pour un litre d'eau. Ce dernier genre de cataplasme est excellent, dans certaines irritations de la peau, pour faire tomber les croûtes d'impétigo et d'eczéma des enfants, chez lesquels ces affections sont assez fréquentes.

Les Ventouses. — Les verres spéciaux ne sont pas indispensables pour poser les ventouses. Des verres à vin de Bordeaux ou de Madère peuvent être utilisés. On prend du papier de soie ou de coton qu'on place tout allumé au fond du verre et, pendant qu'il flambe, on applique brusquement le verre sur la région du corps indiqué par le médecin et, au préalable, mise à nu. Le papier s'éteint aussitôt, et immédiatement, si les bords du verre sont bien adaptés, il se produit une aspiration très marquée. La peau rougit, se gonfle par l'afflux du liquide. On attend que les ventouses tombent d'elles-mêmes. Si on juge à propos de les retirer, on déprime la peau sur un des bords du verre, pour qu'elles se détachent. Pour les ventouses scarifiées, on procède de la même façon, mais auparavant, on pratique sur la peau quelques incisions, avec une lame fine stérilisée à la flamme. Dans les crises d'asthme, dans la dyspnée occasionnée par la bronchite, l'emphysème, la congestion pulmonaire, les ventouses soulagent rapidement.

Les sangsues. — Quoiqu'elles aient été détrônées par les ventouses scarifiées, les sangsues sont encore ordonnées quelquefois. Il faut donc savoir s'en servir.

Pour les « faire prendre », on lave avec un peu d'eau sucrée l'endroit du corps où elles doivent être posées. Puis on les place une à une dans un verre à liqueur que l'on applique sur la région désignée. Au bout de quelques instants, le malade éprouve une petite sensation de piqûre dûe à la morsure de la sangsue. On enlève alors le verre, laissant au petit suceur le soin de continuer sa tâche. Chaque sangsue peut asorber 30 grammes de sang.

L'écoulement de sang tend parfois à persister, après qu'on a retiré les sangsues, aussi est-il indispensable d'avoir à sa disposition de l'amadou ou un peu de perchlorure de fer, pour panser la petite plaie.

Pour faire dégorger les sangsues, il suffit de les déposer dans de la cendre.

Les vésicatoires. — Pour l'application du vésicatoire, on procède comme nous l'avons indiqué au sujet des emplâtres.

Mais on doit savoir que la vésication est beaucoup plus rapide chez l'enfant que chez les grandes personnes. Lorsqu'il s'agit de ces dernières, l'effet se produit cinq à six heures après que le vésicatoire a été posé, tandis que, pour l'enfant, on obtient un résultat suffisant en quatre heures et même deux.

Lorsqu'on lève le vésicatoire, on découvre, en général, une cloque, qu'il faut percer dans sa partie déclive, (vers le bas), au moyen d'une aiguille passée à la flamme pour en assurer l'asepsie. On a soin de ne pas déchirer l'épiderme. Cette opération terminée, on procède au pansement.

Ce pansement consiste à recouvrir la place que le vésicatoire a occupée, d'un linge enduit de vaseline boriquée, qu'on change chaque matin. Au bout de quelques jours la plaie est complètement cicatrisée.

Nous ne parlons pas du vésicatoire permanent, entretenu à l'aide du papier épisgatique, pour obtenir une dérivation continue. Cette médication tend à tomber en désuétude.

Le Thermomètre.

Il est très bon de prendre, matin et soir, la température des malades qui ont la fièvre, pour s'assurer du degré de cette fièvre et bien renseigner le médecin à ce sujet. Au début des fièvres éruptives, cette précaution est indispensable.

Les moments les plus convenables pour se livrer à ces soins importants sont le matin, — moment où la température du malade tend à baisser, — et le soir, de quatre à cinq heures, où la chaleur fébrile s'accuse davantage.

Le thermomètre le plus pratique est le thermomètre maxima. Il est essentiellement constitué par une échelle graduée de 35 à 44 environ. A 37°, température normale, on trouve un trait indicateur, destiné à servir de point de repère.

Quand on veut employer l'instrument, on ramène par secousse le mercure jusqu'au dessous de 37, s'il n'y était. On applique alors le thermomètre. Chez les grandes personnes, on le placera sous l'aisselle.

Le malade serrera le bras ou on le lui serrera, pour empêcher l'air d'arriver. Chez les enfants, qui sont généralement impatients et qui ne comprennent pas, il vaut mieux placer l'extrémité de l'instrument dans l'anus. Avec les petits malades, c'est le procédé le plus sûr.

Dans l'un et l'autre cas, on laisse le thermomètre en place pendant cinq à six minutes, puis on lit le degré indiqué par la colonne de mercure. Avertissons qu'il est parfois nécessaire de regarder obliquement pour reconnaître de façon exacte le niveau du mercure. On note ensuite la température sur la feuille destinée à cet usage, avec indication de l'heure.

Le commerce prépare des feuilles graduées, jour par jour, où il est bien facile d'inscrire, d'un simple trait de plume, la série de ces petites opérations et de suivre ainsi le cours de la maladie.

Désinfection des objets: linge literie, etc.

Autrefois, on n'employait guère pour désinfecter la literie, que la seule fleur de soufre, qu'on faisait brûler dans la chambre où s'était déroulée la maladie. On peut toujours utiliser ce procédé avec avantage, et de la façon suivante :

Pour que l'ignition soit complète, on verse un peu d'alcool sur le soufre qu'on va employer : 50 grammes environ par mètre cube. On enflamme la substance et on ferme la pièce hermétiquement, pendant vingt-quatre ou, même, quarante-huit heures. Après ce temps, on lave avec un peu de sublimé, les différentes parties de la chambre — parquet, meubles — qui auraient pu être contaminées.

Quant aux linges, vêtements, literie, tentures, etc., le meilleur moyen de les désinfecter consiste à les faire passer à l'étuve. Dans les grandes villes les municipalités ont fait établir des appareils à cet usage, qui sont mis à la disposition du public, et même où le public *doit* envoyer ces objets qui ont servi aux malades.

A la campagne, on devra faire bouillir dans une lessive très forte, tout le linge qu'on aura employé pendant la maladie. Il ne faut même pas attendre la fin de la maladie, on nettoie ce linge de la façon indiquée, au fur et à mesure qu'il est souillé. Celui qui a été sali trop fortement sera brulé, s'il peut être sacrifié. Il s'agit, bien entendu, d'affections contagieuses.

Un excellent système de désinfection des murs c'est de les faire passer au lait de chaux. On a constaté que la chaux jouit, à cet égard, des plus grandes propriétés antiseptiques. On arrache donc le papier, on blanchit les murailles, puis on peut recoller un papier neuf. Les peintures peuvent être lavées avec de l'essence de térébenthine.

Les vases qui servent à recueillir les déjections des malades seront nettoyés avec une certaine quantité de la solution suivante : 25 gr. de sulfate de cuivre par litre d'eau bouillie.

Enfin, le Formol, dans ces temps derniers a acquis la confiance de la Faculté, à ce point de vue de désinfection. C'est un désinfectant et un désodorisant. Les pharmaciens vendent des pastilles de Formol, qu'on fait brûler sur un réchaud dans la pièce bien close. Mais les vapeurs du Formol sont un peu irritantes. Avant de pénétrer dans la chambre désinfectée par ce moyen, on entr'ouvre la porte de cette pièce afin de laisser s'échapper les vapeurs qu'elle contient, qui seraient en excès.

Quelques petits conseils d'hygiène

Même par les temps froids, aérez bien la maison et principalement les chambres à coucher, qui doivent être traversées d'un courant d'air, pendant une heure au moins, aux moments de la journée où elles ne sont pas habitées.

Laissez entrer librement le soleil dans toutes les pièces du logis, à moins que vous ne préfériez vos tentures et vos tapis à la santé de vos enfants, de tous ceux dont vous avez charge, à votre propre santé.

Que tous les coins de la maison soient bien nets. Une propreté rigoureuse et pas d'encombrements. Il ne faut rien conserver de ce que vous ne pouvez utiliser. Brûlez les débris combustibles. Écrasez et jetez dans les chemins du jardin pour les durcir, les morceaux de poterie et de faïence. Mettez au fumier les légumes et les fruits corrompus, qu'il ne fallait pas laisser périr, dont il fallait faire profiter, alors qu'ils étaient mangeables encore, de moins heureux que vous.

N'amassez pas les vieux vêtements d'hiver et d'été que vous ne pouvez plus porter. Donnez-les à ceux qui grelottent ou qui, dans les jours torrides, n'ont ni linge blanc, ni habit légers. En un mot ne laissez rien perdre, mais gardez-vous des amoncellements inutiles, ils rendent la maison malsaine et désagréable.

*
* *

Le matin, ne vous mettez jamais en route sans avoir un peu mangé. Vous aurez plus de résistance contre les intempéries et les miasmes.

Il n'est pas mauvais, non plus, de prendre un peu — très peu — de nourriture avant de se coucher. Beaucoup de personnes prétendent éviter l'insomnie par ce facile moyen.

Pour dormir, il faut avoir les pieds chauds et

faire en sorte que le lit où l'on couche soit bien
sec. Des draps humides exposent encore à beaucoup d'autres dangers.

Marchez au grand air, chaque jour, ne fût-ce
qu'un quart d'heure, si vous ne pouvez disposer
de plus de temps ou si, faible, vous vous fatiguez
rapidement. Votre santé physique et votre santé
morale seront bien améliorées par cette sortie
journalière, si courte qu'elle soit : Vous aurez
respiré plus largement et presque toujours, vous
aurez trouvé, hors de la maison, un sujet de
pensée.

Usages étrangers. — Usages altruistes.

Les Hollandais placardent sur la porte exté-
rieure du logis un bulletin journalier de la santé
du malade. Les amis et les connaissances viennent lire ce bulletin et ne dérangent personne.

Il n'y a pas à dire l'idée est bonne, vraiment
pratique, d'autant mieux qu'elle ne va pas à l'en-
contre des témoignages de sympathie : Rien
n'empêche ceux qui sont venus aux nouvelles
d'introduire, sous la porte, ou dans la boîte aux
lettres dont sont pourvues quelques maisons, leur
carte cornée, sur laquelle ils peuvent tracer, au
crayon, quelques mots affectueux.

Une certaine fatigue est ainsi épargnée à la famille dont les forces... et le temps sont absorbés par les soins dûs au cher malade. A la convalescence, ou à la guérison, selon le degré d'intimité, les amis se dédommagent.

Il est encore une autre coutume néerlandaise aussi très recommandable, parce qu'elle prouve un véritable souci des autres et qu'il faut développer l'altruisme. Cette coutume consiste à suspendre un chiffon blanc à la sonnette, pour notifier aux visiteurs que le malade est atteint d'une maladie contagieuse. Le public, les fournisseurs, peuvent également faire leur profit de l'avertissement.

Aux États-Unis, lorsqu'une fièvre qui se communique contamine une maison, on prévient du fait, ceux qui pourraient se présenter, en collant sur la porte une carte rouge portant le mot *Fever* (fièvre). Si c'est la terrible petite vérole qui sévit dans le logis, on attache à la fenétre un étendard jaune.

Cet usage devrait être adopté partout. Affligé d'une maladie qui se gagne, nous devons fermer notre porte à tous ceux qui y frapperaient pour nous faire une visite d'amitié ou de politesse. C'est bien assez d'exposer au danger ceux dont les services nous sont indispensables.

LA CHARITÉ

Auprès des malades pauvres.

Il est certain que nous avons quelque répugnance à vaincre pour visiter les malades pauvres. Il est déjà pénible d'affronter la vue de la misère toute seule, lorsqu'à cette misère s'ajoute l'état de maladie, il y a double effort à faire pour ne pas fuir ces spectacles lamentables... Mais voudrait-on se soustraire à un devoir imposé par la solidarité humaine... universelle ?

L'aumône d'argent ne suffit pas. Il faut y ajouter celle de la sympathie. Une bonne parole consolera, fortifiera celui qui souffre, ses maux lui paraîtront diminués, il lui semblera qu'un souffle d'air pur, un rayon de soleil a traversé le logis misérable.

Les femmes, qui ont des loisirs, doivent donc consacrer quelques-unes de leurs heures à ces visites bienfaisantes. Qu'elles pénètrent bravement dans les taudis où l'on maudit la sombre destinée, en ces jours surtout où la maladie aggrave tant, pour les infortunés, les tristesses et les difficultés de la vie.

Douée de bonté, de sens pratique, une femme peut faire un bien immense dans ces pauvres intérieurs où elle apparaîtra comme une douce fée.

On sait que, chez les malheureux, la rigueur du sort produit une sorte de pétrification : On devient dur pour soi-même... et pour les autres ; les soins tendres et délicats y sont inconnus, ces soins qui aident tant la science du médecin, qui diminuent tant les souffrances de celui que la douleur physique terrasse.

Puis, même là où cette rudesse n'existe pas, ou n'existe pas encore, on ignore trop souvent l'art d'appliquer les prescriptions du médecin, si claires soient-elles. C'est pourquoi il est si utile qu'une femme intelligente et gracieuse vienne s'asseoir pendant quelques instants au chevet de ce lit de malade, autour duquel, grâce à sa présence, tout va changer d'aspect.

Elle indiquera à l'entourage par quels moyens on peut soulager grandement celui qui souffre ; elle dira le besoin plus intense qu'il éprouve de sympathie et d'affection, elle fera comprendre la nécessité de suivre à la lettre les ordonnances du médecin, pour en obtenir les bons effets que celui-ci attend.

C'est de sa voix la plus douce qu'elle donnera ces avis, si elle veut que ceux qui les reçoivent en fassent leur profit. On est peu disposé à accepter les conseils d'une personne sèche et hautaine, ou dogmatique et impérieuse, qui montre trop qu'elle obéit à un devoir et non à un élan de cœur, qui cache trop peu la confiance en elle que lui inspire sa supériorité sociale.

Au contraire, celle qui, par son affabilité, sait effacer les distances qui laisse deviner sa pitié *affectueuse*, qui se fait égale, sœur, celle-là a tout pouvoir sur les esprits les plus endurcis, elle ouvre les cœurs fermés et les attendrit à sa parole.

Une telle femme ne s'arrêtera pas à la théorie : elle préparera ou fera préparer sous ses yeux la tisane prescrite, elle appliquera ou fera appliquer devant elle le sinapisme ordonné. Elle insistera sur la nécessité de donner les potions exactement aux heures indiquées par le praticien.

Elle enseignera à la jeune fille inexpérimentée, à la mère incapable ou ignorante à employer leur bonne volonté, à témoigner leur tendresse. De ses mains, elle redressera, arrangera un oreiller pour montrer de quelle manière on peut procurer une position plus commode au malade. Elle donnera des leçons de pansement et de bandage. Elle devra parfois surmonter un dégoût mais l'œuvre qu'elle accomplit et qui peut avoir des répercussions infinies, n'en sera que plus méritoire.

A chaque instant, elle trouvera l'occasion de glisser une recommandation. Elle dira qu'il faut éviter un courant d'air qui peut affecter gravement un organisme déjà atteint, qui peut tuer un malade, et elle ne se bornera pas au conseil, elle essaiera de remédier aux inconvénients signalés, mettant au service des malheureux son ingéniosité de femme habituée à établir dans la vie le confort et le bien-être.

On prend trop peu garde à ces choses, chez les infortunés. On laisse aller, on est imprudent, comme fatalisé. L'esprit de prévoyance fait absolument défaut. On dit volontiers : « Que voulez-vous que j'y fasse ! » « Il arrivera ce qu'il pourra,» ou : « Il n'arrive que ce qui doit arriver. »

Ce serait obtenir un grand, un immense résultat que de leur persuader, au contraire, qu'on peut prévenir beaucoup de maux et de malheurs en prenant quelques précautions et quelques peines.

Le bien-être et la santé par l'Ordre et la Propreté.

La grâce, la beauté, l'élégance ont une influence

considérable sur les êtres frustes. Il peut donc appartenir aux femmes jeunes et charmantes d'élever à un certain degré de civilisation des créatures chez lesquelles l'intelligence à été laissée en sommeil et qui, par suite, sont tombées dans un état d'infériorité regrettable et nuisible, le bien de la collectivité résultant de la mise en valeur de chaque individu.

Les femmes auxquelles nous faisons appel se refuseront-elles à éveiller chez leurs frères malheureux les qualités qui existent en puissance chez chacun d'eux ? Non, sans doute, car ce rôle d'anges sauveurs a de quoi les séduire. Qu'elles se plaisentdonc à rayonner de leur bonté et de leur pureté dans ces pauvres intérieurs; qu'elles soient heureuses d'y apporter la consolation et l'espérance. Je leur accorderai même de souhaiter d'être admirées par les misérables, parce que cette admiration équivaudra à une vertu pour ceux qui l'éprouveront : Ce sera en effet, pour l'être déchu ou déshérité, un pas fait vers l'idéal, vers le beau, cette forme du bien.

Elles peuvent donc user d'une sainte coquetterie, les bienfaisantes visiteuses. Je ne leur dis pas d'aller voir les pauvres dans des robes de soie et de dentelle. Mais qu'elles soignent leur parure plus simple, qu'elles tiennent à être aussi jolies que pour leurs amis heureux. Elles inspireront plus de reconnaissance si belles de s'incliner ainsi vers les souffrants et les dénués. Elles seront toutes-puissantes, elles feront vibrer ces pauvres gens, elles attendriront les cœurs endurcis sous les coups du malheur, et, ainsi, elles les auront fait *avancer*.

Elles peuvent donner mille enseignements. Ils seront accueillis, suivis, si elles les présentent avec toute leur douceur, si elles font usage de ce charme qu'elles déploient dans « le monde. »

Une des premières choses qu'elles aient à obtenir, à demander, c'est la propreté, cette demi-vertu matérielle, sans laquelle il n'est pas de complète pureté morale. Les femmes que nous envoyons vers les malheureux diront donc que la netteté du corps en est la santé et la dignité, et que la propreté de la maison en est la parure et la salubrité.

Les gens vêtus pauvrement mais proprement, n'ont jamais un aspect repoussant. Le corps bien nettoyé, purifié par l'eau, accomplit mieux ses fonctions, est moins sujet à la maladie, y résiste plus sûrement. On dira que les bains fréquents sont dispendieux, exigeant du temps et de l'argent. Le bain à l'éponge (c'est-à-dire le lavage entier du corps dans un *tub*, qui n'est qu'une grande cuvette), ne réclame pas beaucoup d'instants et ne coûte rien, si ce n'est un peu de charbon pour chauffer quelques litres d'eau, au cas où la personne qui procède à ces ablutions serait délicate. Dans tout logis, on peut toujours réserver un coin pour se livrer, sans témoin, à ces soins de toilette.

Une maison où manquent beaucoup de choses, mais où règnent la propreté, l'ordre et l'arrangement, n'est ni complètement misérable, ni même désagréable à habiter; les gens les plus raffinés que les circonstances y amènent n'ont aucune répugnance à y pénétrer.

L'exquise visiteuse que je rêve pourrait dire à ceux qui ne connaissent pas encore les bienfaits de la propreté. « Si les vitres de votre fenêtre étaient bien claires bien brillantes, le jour entrerait mieux dans votre chambre, et je me ferais un plaisir de vous apporter de gentils rideaux » Ce serait accorder une prime aux soins, à la netteté.

« Si la tablette de votre cheminée était débarrassée de la poussière qui la couvre, des vilains objets qui y sont étalés et que les mouches ont salis, j'y déposerais un joli vase avec des fleurs pour récréer les yeux de votre pauvre malade. »

Il y a une foule de petits cadeaux utiles à faire dans ces familles malheureuses : Une grosse montre à remontoir, grâce à laquelle on se rendrait compte de la durée du temps, on pourrait donner les potions aux heures indiquées et selon les intervalles fixés. Des rideaux d'andrinople pour couvrir les effets d'habillement et les mettre à l'abri de la poussière destructive. Des ustensiles d'un usage journalier; une plante à élever pour la récréation des petits et des grands.

Il faudrait encore persuader à ses protégés, de faire disparaître des images grossières, parfois immorales, ignobles. On les remplacerait par des dessins honnêtes, bien faits, dont la composition élèverait la pensée.

Combien il serait facile d'amener les femmes, jusque-là indifférentes, à prendre de leur maison des soins qui, justement, ne demandent pas beaucoup de temps, puisque chez les pauvres gens, il y a peu d'objets à nettoyer, à essuyer, à brosser. Ce serait vite fait d'expliquer que dans les logis bien balayés, bien lavés, bien aérés, les maladies font moins d'apparitions que là où tout est encombré, souillé, où les fenêtres ne s'ouvrent jamais; qu'un malade guérit plus rapidement et plus sûrement si tout est propre sur lui, autour de lui.

Il faudrait aller jusqu'à montrer à ranger en bon ordre le linge dans l'armoire, les provisions dans le buffet; jusqu'à engager à suspendre les vêtements pour leur conservation et pour en débarrasser les chaises et les tables. Et tant d'autres choses dont l'énumération serait trop longue !

Ah ! de combien de façons on pourrait se rendre utile à ses semblables, en mettant sa science pratique au service de ceux qui ignorent la manière d'arranger leur vie !

TABLE DES MATIÈRES

BÉBÉ :

EN ATTENDANT LE MÉDECIN :

PRÉPARATION DE CERTAINS MÉDICAMENTS :

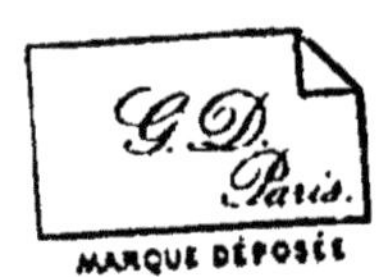
G. D.
Paris.
MARQUE DÉPOSÉE

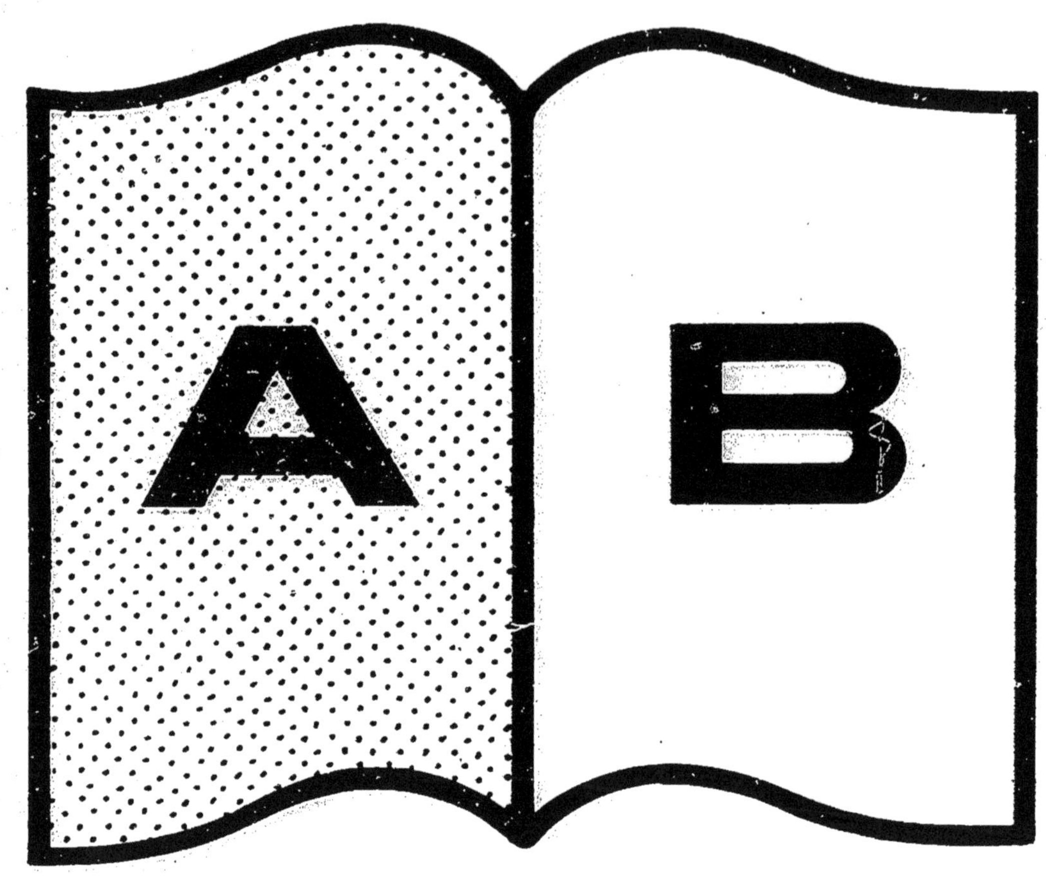

Contraste insuffisant

NF Z 43-120-14

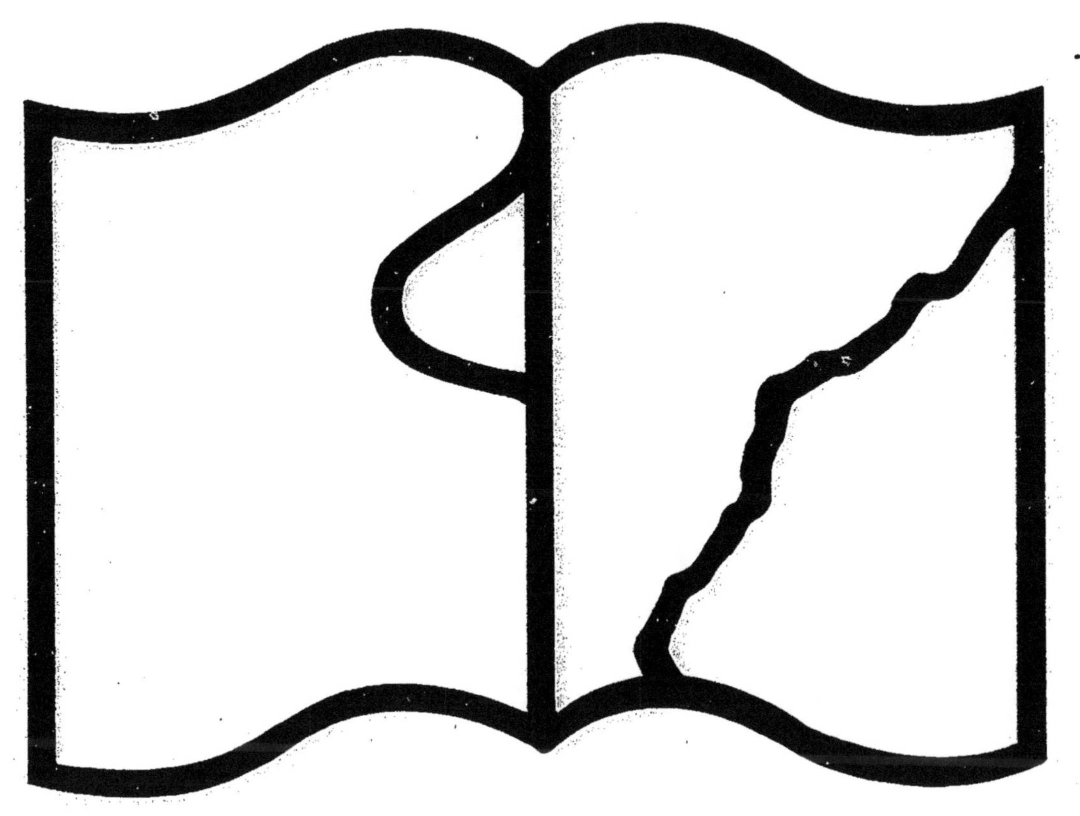

Texte détérioré — reliure défectueuse

NF Z 43-120-11

Reliure serrée